Universidad del Rosario

El nervio periférico
Estructura y función

El nervio periférico. Estructura y función

Resumen

El nervio periférico es un elemento biológico fundamental que pone en contacto al sistema nervioso central con su medio ambiente y, por ello, su papel es clave en la supervivencia del individuo. Gracias a los nervios periféricos tenemos la capacidad de captar los estímulos sensoriales, tanto externos como internos y, también, podemos movernos voluntariamente o reaccionar de manera refleja para protegernos frente a las amenazas que nos rodean. Sin los nervios periféricos no podríamos experimentar el dolor, pero tampoco el placer; no podríamos tener movimientos reflejos protectores, ni movilizarnos voluntariamente. Seríamos unos prisioneros en el interior del cuerpo, sin capacidad de aprendizaje ni de adaptación para la supervivencia, condenados a la rápida desaparición de nuestra especie.

Este texto presenta conceptos básicos de una manera clara, integrada y actualizada, aportando bases para comprender la forma, la función normal, la fisiopatología y los mecanismos de evaluación del nervio periférico. En cada uno de los capítulos se presentan gráficos que facilitan el seguimiento del texto y la consolidación de los conceptos clave presentados en el mismo.

Palabras clave: Medicina, nervio periférico, sistema nervioso central, fisiopatía, estímulos sensoriales.

The Structure and Function of the Peripheral Nerve

Abstract

The peripheral nerve is a fundamental biological element that puts the central nervous system in contact with its environment. As such, it is critical to individual survival. Thanks to the peripheral nerve we are aware of internal and external sensorial stimuli, and we can move voluntarily or react reflexively to protect ourselves from the dangers around us. Without the peripheral nerve, we would not be able to experience pleasure or pain; we would not be able to move reflexively to protect ourselves, and we would not be able to move voluntarily. We would be prisoners in our own bodies with no ability to learn or adapt to promote our own survival, and our species would quickly cease to exist.

This text presents basic concepts in a clear, comprehensive, and up-to-date fashion, providing bases for understanding the form, the normal functioning, and the physiopathology of the peripheral nerve, along with mechanisms for its evaluation. Every chapter includes graphic aids that facilitate the comprehension of the text and the consolidation of the key concepts that it presents.

Keywords: Medicine, peripheral nerve, central nervous system, physiopathology, sensorial stimuli.

Citación sugerida:
Moreno Benavides, C., Velásquez-Torres, A., Amador-Muñoz, D., López-Guzmán, S. *El nervio periférico. Estructura y función*. Bogotá: Editorial Universidad del Rosario; 2016
DOI: dx.doi.org/10.12804/tm9789587388060

El nervio periférico
Estructura y función

Carlos Moreno Benavides
Alejandro Velásquez-Torres
Diana Patricia Amador-Muñoz
Silvia López-Guzmán

El nervio periférico. Estructura y función / Carlos Moreno Benavides, Alejandro Velásquez-Torres, Diana Patricia Amador-Muñoz, Silvia López-Guzmán. – Bogotá: Editorial Universidad del Rosario, 2016.
xvi, 194 páginas. – (Colección Textos de Medicina y Ciencias de la Salud)
Incluye referencias bibliográficas.

ISBN: 978-958-738-805-3 (impreso)
ISBN: 978-958-738-806-0 (digital)

Nervios periféricos - Anatomía e histología / I. Moreno Benavides, Carlos / II. Velásquez-Torres, Alejandro / III. Amador-Muñoz, Diana Patricia / IV. López-Guzmán, Silvia / V. Universidad del Rosario. Escuela de Medicina y Ciencias de la Salud / VI. Título / VII. Serie

617.483 SCDD 20

Catalogación en la fuente – Universidad del Rosario. Biblioteca

JDA Noviembre 2 de 2016

Hecho el depósito legal que marca el Decreto 460 de 1995

Universidad del Rosario

Colección Textos Escuela de Medicina y Ciencias de la Salud

Primera edición: Bogotá, D. C., diciembre de 2016

ISBN: 978-958-738-805-3 (impreso)
ISBN: 978-958-738-806-0 (digital)
DOI: dx.doi.org/10.12804/tm9789587388060

Coordinación editorial: Editorial Universidad del Rosario
Corrección de estilo: Gustavo Patiño Díaz
Diseño de cubierta y diagramación: Precolombi EU-David Reyes
Impresión: Xpress. Estudio Gráfico y Digital S. A.

Editorial Universidad del Rosario
Carrera 7 No. 12B-41, of. 501 • Teléfono 297 02 00
editorial.urosario.edu.co

Impreso y hecho en Colombia
Printed and made in Colombia

Fecha de evaluación: 19 de abril de 2016
Fecha de aprobación: 9 de agosto de 2016

Contenido

Lista de figuras

Capítulo 1
Aspectos históricos

Carlos Moreno B.

A pesar de su importancia vital, los primeros estudiosos del cuerpo humano confundieron los nervios periféricos con los tendones y con los vasos sanguíneos, hasta los aportes de la Escuela de Alejandría en el siglo IV, antes de nuestra era, cuando el médico y anatomista Erasístrato de Quíos (310 a 250 a. de C.), uno de los primeros en disecar cadáveres humanos, distinguió tres canales importantes y diferentes en el organismo: arterias, venas y nervios. Estos últimos se podían distinguir claramente, porque se originaban en el cerebro y en la médula espinal. Erasístrato y otros miembros de la Escuela de Alejandría consideraron que las venas contenían el espíritu natural nutritivo y que las arterias no llevaban sangre, sino el *espíritu vital* procedente del aire atmosférico, que era transformado en los ventrículos laterales en *pneuma psychiko*, o espíritus animales. De allí, los espíritus animales pasaban al tercer y cuarto ventrículos, de donde se desplazaban hacia la médula espinal para penetrar en los nervios que eran considerados como unos tubos huecos (1). Las propuestas de la escuela de Alejandría sobre las características y funcionamiento de los nervios periféricos sufrieron pocas modificaciones durante los siguientes veinte siglos.

Así, en el siglo XVII, Descartes (1596-1650), al referirse al cuerpo en su *Tratado del hombre*, afirmaba lo siguiente:

> [...] si deseamos comprender cómo puede esta máquina ser excitada por los objetos que impresionan los órganos de los sentidos, de modo que mueva de otras mil formas todos sus miembros, debe pensarse que los pequeños filamentos que, como he explicado, provienen de la parte más interna del cerebro y componen la médula de sus nervios, están compuestos de tal manera en todas las partes que sirven como órgano de algún sentido, que pueden ser muy fácilmente movidos por los objetos de los sentidos; asimismo, aunque no sean movidos sino con una pequeña intensidad, tiran en ese instante de las partes del cerebro de donde provienen y, por el mismo medio, se provoca la abertura de las entradas de ciertos poros que están en la superficie interna de su cerebro. A través de los mismos, los espíritus animales situados en las concavidades del cerebro se ponen rápidamente en movimiento para dirigirse por esos poros hacia los nervios y los músculos, que sirven para realizar en esta máquina movimientos en todo iguales a los que nosotros estamos naturalmente inclinados cuando nuestros sentidos son estimulados de igual forma. (2)

En el mismo siglo XVII, Thomas Willis (1621-1675) postuló que los espíritus animales eran llevados ya no dentro de los tubos huecos de los nervios, sino sobre sus lados, gracias a un fluido viscoso, y agregó como otro mecanismo la propagación de ondas por los capilares para transmitir impulsos rápidos sensitivos y motores (3).

Giovanni Alphonso Borelli (1608-1679), físico y matemático italiano, profesor de la Universidad de Pisa, afirmó que las fibras nerviosas eran túbulos esponjosos que llevaban en su interior una sustancia que llamó *succus nerveus*, y a la que consideró como el agente nervioso activo, mientras que en los espacios entre las fibras se hallaba otro fluido diferente a los espíritus animales, con funciones nutritivas: el *succus nerveus nutritivus.*

Unos años más tarde, Isaac Newton (1642-1727), al proponer su teoría del éter, una sustancia hipotética que llenaba todo el espacio, también la aplicó al funcionamiento de los nervios, al suponer que la acción de estos era producida por las vibraciones del éter sobre los filamentos nerviosos que consideraba sólidos: "[…] todas las sensaciones [son] excitadas y los miembros de los cuerpos animales se mueven bajo al comando de la voluntad, es decir, por las vibraciones de este espíritu mutuamente propagado a lo largo del filamento sólido del nervio […]" (4).

Sin embargo, Albrecht von Haller (1708-1777), anatomista, botánico y médico suizo, considerado por algunos como el padre de la fisiología moderna, pronto se opuso al planteamiento newtoniano. En su obra *Primae Lineae Physiologiae* (5) postuló que los nervios carecían de toda elasticidad, como se había demostrado experimentalmente al cortarlos, pues las dos mitades se alargaban dada su "laxitud" y expelían su contenido en forma de una protuberancia. Luego, si un movimiento vibratorio no era el causante de la acción de los nervios, no había otra posibilidad, sino la del desplazamiento del fluido nervioso dentro de las fibras nerviosas huecas. Para Von Haller, ese fluido nervioso era de naturaleza acuosa y albuminosa, similar a los demás "jugos" del cuerpo, y era eliminado, probablemente, mediante los nervios cutáneos (1).

De esta manera, se mantenía el paradigma mecánico cartesiano que consideraba los nervios como unos pequeños tubos huecos que permitían el paso de unos "espíritus" o fluidos que ocasionaban tanto la actividad muscular —es decir, el movimiento—, como las sensaciones y percepciones mediadas por los órganos de los sentidos.

Una explicación alternativa para la excitabilidad de los nervios surgió con el descubrimiento de la llamada *electricidad animal*, por Luigi Galvani (1737-1798). Son bien conocidos sus experimentos con sapos, y el hallazgo —en 1780— de que junto con la producción de chispas generadas por una máquina eléctrica se desencadenaba la contracción de los músculos de la pata del animal cuando esta se tocaba con un bisturí. Posteriormente, Galvani observó contracciones similares cuando se generaba un "puente metálico" entre unas pinzas que tocaban el nervio y una baranda metálica donde se encontraba la preparación, sostenida mediante un gancho. Por esa época no se sabía aún qué era la electricidad, así que Galvani pensó que el fluido eléctrico era la forma real de los "espíritus" que habían sido postulados previamente:

> Creemos, así mismo, que el fluido eléctrico es producido por la actividad del cerebro, que es extraído (allí) con toda probabilidad de la sangre, y que entra a los nervios y circula dentro de ellos en el caso de que sean huecos y vacíos, o, que como parece más posible, sean llevados por una linfa muy fina u otro fluido similarmente sutil que es secretado de la sustancia cortical del cerebro, como muchos creen. Si este es el caso, quizás por fin, la naturaleza de los espíritus animales que ha sido ocultada y buscada vanamente durante mucho tiempo, salga a la luz con claridad. (6)

Posteriormente, Leopoldi Nobili (1784-1845), físico y notable inventor italiano, construyó un galvanómetro con el que, junto con Carlos Matteucci (1811-1868), su discípulo, pudo encontrar una diferencia de potencial eléctrico entre dos porciones de músculo, una sana y otra lesionada (7). Sin embargo, no pudieron registrar directamente del nervio una actividad eléctrica propagada. Pocos años después, Emil du Bois-Reymond (1818-1896), médico alemán, profesor y rector de la Universidad de Berlín, estimuló el nervio es una preparación nervio-músculo de sapo, primero cerca al músculo y luego a mayor distancia. De ese modo, al medir la latencia de las contracciones en ambos casos con un galvanómetro sensible, calculó que la velocidad de conducción del nervio era de entre 30 y 40 metros por segundo. Julius Bernstein (1839-1917), fisiólogo alemán y alumno de Du Bois-Reymond, propuso que la membrana de las células excitables era permeable a los iones de potasio durante el estado de reposo, de tal forma que el potencial de reposo se debe a la difusión de iones entre el citoplasma y el líquido extracelular, desde el sitio de mayor concentración hacia el de menor concentración. Además, determinó experimentalmente en sapos que el impulso nervioso constaba de una onda negativa que se desplazaba con una velocidad de 0,7 metros por segundo (1).

A partir de la identificación de los potenciales de acción y de su conducción a lo largo de las fibras nerviosas, los avances en los estudios electrofisiológicos se fueron enriqueciendo con el conocimiento de las bases iónicas de los potenciales de membrana, especialmente el papel que desempeñan las corrientes de sodio y de potasio, el desarrollo de técnicas de registro con microelectrodos y la implementación, más reciente, de la técnica del *patch-clamp*.

Por otra parte, las primeras descripciones anatómicas macroscópicas de los nervios periféricos se complementaron, de manera significativa, con el invento del microscopio. Con este, el holandés Antony van Leeuwenhoek (1632-1723) logró observar 1.717 fibras nerviosas aisladas en secciones transversales de nervios ópticos de bovinos, que luego describió como pequeñas estructuras circulares con un interior claro y una cubierta exterior. También, registró la aparición, dentro de las fibras, de una sustancia aperlada que al parecer ejercía presión sobre las paredes de los nervios y les daba así su forma cilíndrica (1).

Con el desarrollo de lentes acromáticas, en la primera mitad del siglo XIX, fue posible obtener una mejor resolución y una mayor capacidad de amplificación, lo que permitió conocer mejor las envolturas de los nervios, las células de Schwann y la formación de la cubierta de mielina.

El desarrollo del microscopio electrónico en el siglo XX y, más recientemente, del microscopio confocal, junto con los avances en las técnicas de biología molecular, han permitido conocer detalladamente la ultraestructura de los nervios periféricos y su aplicación al diagnóstico de neuropatías en el humano, como en el caso de las biopsias de piel por punción, para el estudio de neuropatías de fibras delgadas, especialmente.

Referencias

1. Ochs S. A History of nerve functions. From animal spirits to molecular mechanisms. Cambridge, UK: Cambridge University Press; 2004.

2. Descartes R. Tratado del hombre. Madrid: Editora Nacional; 1980.
3. Willis T. The anatomy of the brain. Tuckahoe, NY: USV Pharmaceutical; 1971.
4. Newton I. Optiks; or, a treatise of the reflections, refractions, inflections & colours of light. [Basado en la 4th ed., Londres, 1730]. New York: Dover; 1952.
5. Von Haller A. First lines of physiology. [Traducido de la edición original, 1786]. New York: Jonhson Reprint Coorporation; 1966.
6. Galvani AL. Commentary on the effects of electricity on muscular motion. [Traducido del original en latín, de 1791]. Norfolk: Burndy Library; 1953.
7. Matteucci C. Traité des phénomènes électro-physiologiques des animaux. Paris: Fortin, Masson et Cie; 1844.
8. Hughes RA. Peripheral neuropathy. BMJ. 2002;324: 466-9.

Capítulo 2
Morfología de los nervios periféricos

Alejandro Velásquez-Torres

El sistema nervioso periférico está compuesto por neuronas y nervios periféricos. Los nervios se clasifican de acuerdo con sus orígenes anatómicos (craneales y raquídeos). Aunque algunos nervios tienen características particulares, se puede considerar que en general los nervios tienen una estructura básica: una división en tres compartimentos (el *epineuro*, el *perineuro* y el *endoneuro*), cada uno con estructuras y funciones específicas. También, la zona que limita el sistema nervioso central del periférico posee características peculiares. El riego vascular de los nervios se encuentra dispuesto de forma diferente en cada uno de los compartimentos nerviosos, y en la interacción de estos se genera una estructura funcional: la interface sangre-nervio. Cada uno de los compartimentos nerviosos y las dinámicas que se generan entre ellos otorgan al nervio ciertas propiedades mecánicas.

Sistema nervioso periférico

La principal forma de dividir el sistema nervioso es en dos porciones: sistema nervioso central (SNC) y sistema nervioso periférico (SNP). El SNC está compuesto por la médula espinal y el encéfalo. El SNP está compuesto por los nervios craneales, los nervios espinales con sus raíces y ganglios sensitivos; y los nervios y ganglios del sistema autónomo o vegetativo (1).

Los nervios se clasifican en dos grandes grupos: los nervios craneales y los raquídeos, que pueden ser somáticos y autónomos. Los nervios craneales son pares de nervios que emergen de estructuras encefálicas y se clasifican con un número y con un nombre. Son doce (aunque en realidad son catorce, si se considera la existencia del nervio par craneal accesorio o cero, y el nervio intermedio, entre los pares VII y VIII) (2). El otro grupo está compuesto por los nervios raquídeos. Estos emergen de la médula espinal y atraviesan los agujeros intervertebrales; se clasifican de acuerdo con el lugar de emergencia, de la siguiente manera: 8 nervios cervicales, 12 torácicos, 5 lumbares y 6 sacrococcígeos.

Nervios olfatorios y ópticos

El primer par craneal es el nervio olfatorio, compuesto por los axones de las neuronas del epitelio olfatorio, así como células de Schwann y un tipo especial de glía que únicamente se encuentra en la vía olfatoria, la *glía envolvente* (3). Las fibras de este nervio se organizan en fascículos pequeños que atraviesan la lámina cribosa del etmoides para llegar a la capa del nervio olfatorio del bulbo olfatorio (4). No se debe confundir el primer par craneano con el tracto olfatorio, que es una estructura propiamente del telencéfalo. El segundo par craneal, o nervio óptico, es una estructura que pertenece al SNC, con el que comparte sus envolturas, y la población glial está compuesta por astrocitos y oligodendrocitos, células exclusivas del SNC (5,6). El resto de los pares craneales comparten muchas características con los nervios raquídeos, por lo que se incluyen en el concepto de nervio periférico (1).

Sobre los nervios pares craneales

Los nervios craneales se diferencian de los nervios raquídeos por su origen embriológico, su relación con los sentidos especiales y, además, inervan estructuras derivadas de los arcos branquiales; además, están unidos al tallo cerebral en intervalos irregulares, no están formados por raíces anteriores y posteriores, algunos tienen ganglios y otros no. Históricamente, el término de *nervios craneales* fue usado por Galeno para referirse a aquellos nervios que emergen del encéfalo. En el siglo XVII, luego de los trabajos de Thomas Willis, se comenzaron a clasificar así todos los nervios que emergen de los orificios del cráneo (7,8). Estas clasificaciones generan algunos errores, como considerar el tracto óptico (y también al olfatorio) como nervios pares craneales. Lo mismo sucede con el nervio accesorio (XI). Este nervio tiene una porción craneal y una porción espinal. La porción craneal, o *nervio laringopalatofaríngeo*, es la única que debería ser considerada un nervio craneal, mientras que la porción espinal debería considerarse un *nervio transicional*, puesto que su origen no es encefálico, sino medular. Sus raíces ascienden para entrar al cráneo, se unen al nervio laringopalatofaríngeo y emergen en compañía de los nervios craneales IX y X, a través del agujero yugular, para inervar músculos cuyo origen embriológico también representa una transición, esta vez entre los arcos branquiales y los somitas (9).

Sobre los nervios raquídeos

A diferencia de los nervios craneales, los nervios raquídeos emergen de la médula espinal, y siempre lo hacen mediante una raíz ventral y una dorsal; en esta última se encuentra el *ganglio de la raíz dorsal* (GRD) (figura 2.1). La organización citoarquitectónica de las raíces ventrales muestra que las fibras nerviosas se encuentran bastante desorganizadas, a diferencia de las raíces dorsales, donde las fibras se encuentran alineadas desde su emergencia en el GRD, hasta que penetran en la médula (10). Distal al GRD, ambas raíces se unen para formar los troncos de los nervios raquídeos y estos a su vez se dividen en dos *ramos*, uno *ventral* y otro *dorsal*. En las raíces espinales no hay epineuro, lo que explica su mayor susceptibilidad a las lesiones por tracción (figura 2.1) (11). En las regiones cervicales y lumbosacras, los ramos ventrales se unen para formar plexos nerviosos, de los que emergen los principales nervios periféricos (1). Las fibras de los nervios inervan diferentes estructuras; es decir, se conectan anatómicamente con estas. Así, los nervios y sus fibras se pueden calificar como:

1. Musculares: compuestos por fibras motoras, sensitivas y autónomas.

2. Cutáneas o mucosas: compuestas por fibras sensitivas y autónomas.
3. Articulares: compuestos por fibras sensitivas y autónomas.
4. Vasculares: compuestos por fibras sensitivas y autónomas.
5. Terminales: compuestos por fibras motoras, sensitivas y autónomas.

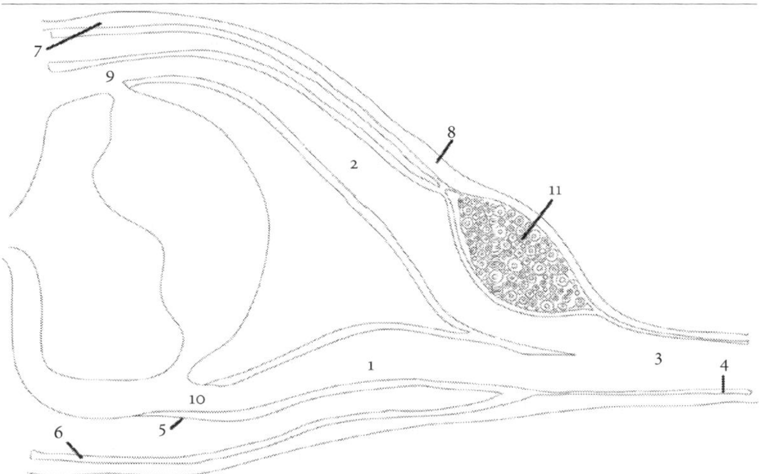

Figura 2.1. Esquema de las relaciones anatómicas de la médula espinal, las raíces ventrales (1) y dorsales (2), y el nervio raquídeo (3)

Nota: se observa la continuidad del perineuro (4) con la aracnoides (5) y la piamadre (6); al igual que la continuidad entre el epineuro (7) y la duramadre (8). Adicionalmente, se pueden reconocer las zonas de acople (9) y de salida (10), y la ubicación del ganglio de la raíz dorsal (11).

En los plexos nerviosos se da un gran entrecruzamiento de las fibras provenientes de los ramos que los forman. Existe una representación de los diferentes segmentos espinales, especialmente en la piel: los dermatomas; pero por el entrecruzamiento de las fibras se reconoce un solapamiento de los diferentes segmentos espinales, tanto de información nociceptiva, como de información sensitiva. La inervación muscular no conserva representación segmentaria alguna (1,12,13).

Sobre el sistema nervioso autónomo

El soma de las primeras neuronas del sistema nervioso autónomo, motor de los músculos cardiaco y liso, se encuentra en algunos núcleos ubicados en el tegmento del tallo cerebral y en las astas intermediolaterales de los segmentos espinales torácicos y sacrococcígeos. Los axones de estas neuronas, conocidas como fibras preganglionares, surgen en compañía de algunos nervios craneales y de algunas raíces ventrales espinales. Estas fibras hacen sinapsis con neuronas de los ganglios autónomos periféricos (también la médula suprarrenal y algunas células cromafines). Las fibras del sistema autónomo tienen una mielina muy delgada y discurren por los nervios periféricos en compañía de las fibras somáticas (14).

Envolturas de los nervios

Los nervios se encuentran organizados en compartimentos discretos. Las fibras nerviosas discurren en los nervios periféricos agrupadas en fascículos y se encuentran dentro del *espacio endoneural.* Cada fascículo es delimitado por una *lámina perineural*, y el *epineuro* envuelve el perineuro (figura 2.2) (11).

Endoneuro

El endoneuro es el espacio más profundo de los nervios y se encuentra por dentro de la capa más profunda de células perineurales. Está compuesto por fibras nerviosas, que

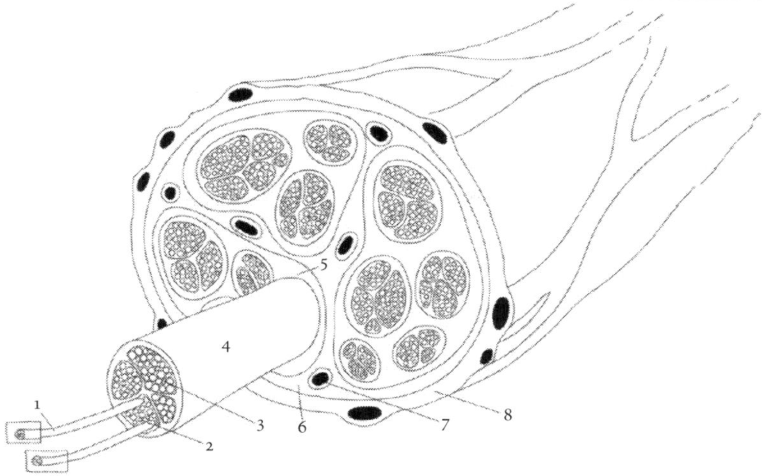

Figura 2.2. Organización de las estructuras y compartimentos en un nervio periférico

Nota: se observan axones (1) agrupados en fascículos nerviosos (2), que constituyen el espacio endoneural (3). El endoneuro se encuentra cubierto por el perineuro (4). Alrededor de los diferentes paquetes de perineuro se observa el epineuro (5), constituido por la adventicia (6), por donde se observan discurrir vasos sanguíneos (7) y la capa profunda del epineuro (8).

ocupan el 50% de su espacio; el fluido endoneural y fibras de colágeno ocupan entre un 20 y 30% del espacio (figura 2.1). En el endoneuro también se encuentran vasos sanguíneos, macrófagos, fibroblastos y algunos mastocitos (11,15). En este espacio no hay vasos linfáticos, y sus vasos sanguíneos son capilares que tienen un diámetro mayor de lo que se observa en otros tejidos. Estos capilares tienen pericitos de número variable y ocasionalmente se observan arteriolas (15).

Las fibras nerviosas están compuestas por los axones y las células de la glía que los envuelven. En las fibras mielinizadas, los axones son envueltos por una hilera de células de Schwann. En las fibras no mielinizadas, los axones se encuentran dispuestos en número variable en el citoplasma de una *célula de Remak* (16). Las fibras nerviosas se clasifican de acuerdo con su diámetro y función. El grupo A está compuesto por las fibras mielinizadas, con un diámetro de entre 9 y 22 μm, y son fibras somáticas tanto aferentes como eferentes. El grupo B está compuesto por fibras de menor tamaño, con un diámetro entre 1 y 3 μm, y son fibras autonómicas y preganglionares mielinizadas. Las fibras C tienen un calibre que oscila entre 0,2 y 1,5 μm; son fibras amielínicas viscerales, nociceptivas y todas las fibras del sistema simpático. La velocidad de conducción de las fibras nerviosas es proporcional a su diámetro (11,17-19).

El espacio entre los diferentes componentes celulares del endoneuro se encuentra ocupado por colágeno, que es principalmente de tipo I y III. Estas fibras se encuentran dispuestas en fibras largas. En los troncos nerviosos grandes existen dos capas de tejido conectivo alrededor de cada fibra nerviosa, que solo se pueden observar con microscopía electrónica. Una capa se encuentra adyacente a la lámina basal de las células de Schwann, conocida como *capa de Plen y Laidlaw*, que se encuentra adherida a la lámina basal; sus fibras se encuentran dispuestas circular y oblicuamente alrededor de las fibras nerviosas (20). Una capa más periférica a esta, llamada *lámina de Key y Retzius*, no está adherida a la lámina basal y tiene fibras de colágeno que discurren longitudinalmente en el sentido de las fibras nerviosas (21). Es frecuente encontrar en el espacio endoneural aglomeraciones de tejido conectivo, proteoglicanos y fibroblastos, conocidos como los *cuerpos de Lusy* y los *cuerpos de Renaut*, respectivamente (11).

Dentro de los fascículos hay una segregación de las fibras entre mielínicas y amielínicas (22); adicionalmente, se ha propuesto que en algunos nervios existe una segregación que parece ser somatotópica (23).

Entre la hilera de células de Schwann y el espacio endoneural existe una capa bilaminar de tejido que forma un continuo desde la célula de Schwann de la zona de transición, hasta las regiones más distales de las fibras nerviosas. Esta lámina tiene una región densa, más periférica (*lámina densa*), y una región clara (*lámina lúcida*), adyacente a la membrana de las células de Schwann. Estas dos regiones están compuestas por colágeno IV, glucosaminoglicanos, laminina y otros componentes, pero la disposición del colágeno entre ambas es diferente (11).

Perineuro

El perineuro forma una lámina tubular compuesta por células perineurales (CP), rodeadas por una lámina basal y separadas por capas de tejido conectivo y matriz extracelular. Se extiende distalmente hasta las envolturas celulares de las terminales nerviosas, hace parte de las envolturas de tejido conectivo de los corpúsculos de Paccini o de las terminales de Ruffini y la cápsula de los órganos propioceptivos, como los órganos tendinosos de Golgi, y en la unión neuromuscular termina a 1-1,5 μm de la unión neuromuscular. El perineuro es una continuación de la piamadre, y según algunos autores, también de la aracnoides del SNC (figura 2.1) (24).

El perineuro se puede dividir en tres zonas: una *zona interna*, compuesta por una capa de CP unidas por múltiples uniones estrechas; una *zona intermedia*, compuesta por capas de CP, cuyo número varía de acuerdo con el tamaño de cada tronco nervioso, pero que generalmente oscila entre 3 y 15 capas, con un espesor de 5 a 20 μm; y una *zona de transición*, en la que se pierde la estructura laminar de las CP y se mezcla el colágeno del perineuro con el del epineuro (24,25). Las CP son fibroblastos modificados (26) y sus uniones estrechas son la base funcional de la barrera sangre-nervio, que crea un medio ambiente en el espacio endoneural, el cual permite una función adecuada de las fibras nerviosas (24).

Las CP son células aplanadas, elongadas, con abundantes uniones estrechas y hemidesmosomas (que son mucho más frecuentes en las capas más profundas del perineuro). Adicionalmente, en su ultraestructura es común encontrar vesículas pinocíticas, que son más frecuentes en las células de las capas más superficiales (24). Estas células poseen proteínas similares a la actina, que, según se ha propuesto, le otorgan propiedades contráctiles (27).

El tejido conectivo del perineuro está dispuesto de forma similar al de la capa más profunda del epineuro, pero las fibras de colágeno del perineuro son más delgadas (25,28).

Epineuro

El epineuro es una condensación de tejido conectivo laxo, originada en el mesodermo, que normalmente constituye entre un 30 y un 70% del área total transversal de los nervios, y su espesor es proporcional al número de fascículos de cada tronco nervioso. En el epineuro se encuentran fibroblastos, colágeno tipos I y II, adipocitos, vasos linfáticos y vasos sanguíneos. El epineuro es una continuación de la duramadre (figura 2.1) (29).

Generalmente, este tejido se encuentra separado del resto de tejidos alrededor del nervio, lo que le otorga gran movilidad a los troncos nerviosos. En ciertos casos, como en los nervios cercanos a los vasos, existe adherencia entre el tejido conectivo que cubre ambas estructuras, que conforma los paquetes vasculonerviosos (28).

El epineuro está compuesto por dos láminas diferentes, una más exterior, constituida por tejido conectivo y estructuras vasculares; y otra más profunda, compuesta por colágeno y fibras elásticas. En la capa más superficial, el tejido conectivo se encuentra dispuesto de manera aleatoria, con algunas fibras de colágeno dispuestas en el sentido longitudinal del nervio; esta capa es llamada *adventicia* por algunos autores (19). En la capa más profunda existe una capa más gruesa de colágeno, que se encuentra organizada en forma ondulante y de espiral. Dentro de esta capa hay abundantes fibras elásticas agrupadas en el sentido longitudinal del nervio (figura 2.2) (25). Las fibras de colágeno con esa disposición en espiral se pueden observar a simple vista, y son conocidas como *bandas espirales de Fontana* (11).

Zona de transición

El SNC y el SNP exhiben diferentes características citoarquitectónicas. En el SNC las células mielinizantes son los oligodendrocitos, y el tejido de sostén depende de los astrocitos. En el SNP, la mielina es producida por las células de Schwann y el sostén depende de fibroblastos, el tejido conectivo y las células que envuelven las raíces espinales. Los astrocitos también forman la barrera entre el SNC y el SNP; estas células producen un sello que aísla ambos compartimentos (30). En general, las raíces y troncos nerviosos están sujetos al neuroeje por *filetes* o *raicillas*. Las fibras que componen estas raicillas se continúan en el SNC, de manera que se pueden dividir en un *segmento intramedular*, un *segmento emergente*, que coincide con la superficie del SNC, y distal a este, un *segmento libre*. Este segmento libre atraviesa la piamadre para quedar suspendido en el espacio subaracnoideo. Las diferentes raicillas se van fusionando para formar los troncos nerviosos. El área del tallo cerebral o de la médula de donde emergen las raíces motoras se llama *zona de salida*, y la zona por donde las fibras sensitivas penetran la superficie es conocida como *zona de acoplamiento* (figura 2.1) (30).

El segmento intramedular está compuesto por tejido nervioso central, y el segmento libre, por tejido nervioso periférico. La zona en la que ambos tejidos hacen contacto se llama *zona de transición* (ZT). Cada axón que pasa entre el SNC y el SNP posee un *nodo transicional*. La porción proximal está compuesta por una extensión de un oligodendrocito transicional y la porción distal, por una célula de Schwann transicional. En la mayoría de filetes, el tejido central supera el límite del SNC, lo que hace que gran parte de la zona de transición se encuentre en los segmentos libres. En algunos casos, es el tejido periférico el que se introduce en el SNC (30).

En determinadas ocasiones se pueden identificar en los segmentos libres *islas gliales*, compuestas por tejido central, especialmente astrocitos (30).

Las ZT (figura 2.3) varían de forma entre cada tronco nervioso, y aun entre las mismas raicillas de un tronco. Se clasifican de acuerdo con su forma, su posición y la extensión de los astrocitos:

- ZT tipo 1: se encuentra en el mismo nivel y un poco más profunda que la superficie del SNC. Los astrocitos tienden a producir un anillo de procesos astrocíticos que no es atravesado por ninguna fibra.

- ZT tipos 2, 3, 4 y 5: existe una proyección de tejido central hacia el segmento libre, con variantes del tipo de proyección del sistema nervioso central en la periferia.
- ZT tipo 6: existe una *inserción de tejido periférico* en el neuroeje.
- ZT tipo 7: existe proyección del tejido central hacia el segmento libre, pero existe adicionalmente una *isla de tejido periférico* en el neuroeje.
- ZT tipo 8: existe una proyección central prominente, con una distancia considerable.

Los astrocitos transicionales exhiben procesos celulares que confluyen en un entramado grueso y conforman el principal componente de la ZT. Estos procesos confluyen alrededor de los axones que atraviesan la zona, y limitan con la lámina basal de las células de Schwann. Las porciones más proximales de las células de Schwann generalmente se encuentran en contacto con invaginaciones del tejido astroglial. Los compartimentos central y periférico se encuentran separados por una lámina basal. Esta lámina basal forma un continuo que acompaña las células que envuelven el axón a lo largo de todo el nervio. La lámina basal posee gran cantidad de fibras de colágeno en la zona en la que se invagina (30).

En general, las proyecciones del tejido nervioso central son más largas en las raíces dorsales que en las ventrales. Además, se encuentran mejor organizadas en las raíces dorsales, pero no existe evidencia de que las diferencias de cada raíz estén relacionadas con su función (30).

En la ZT hay una gran demanda metabólica, pues existe una gran cantidad de nodos de Ranvier. Esta demanda es

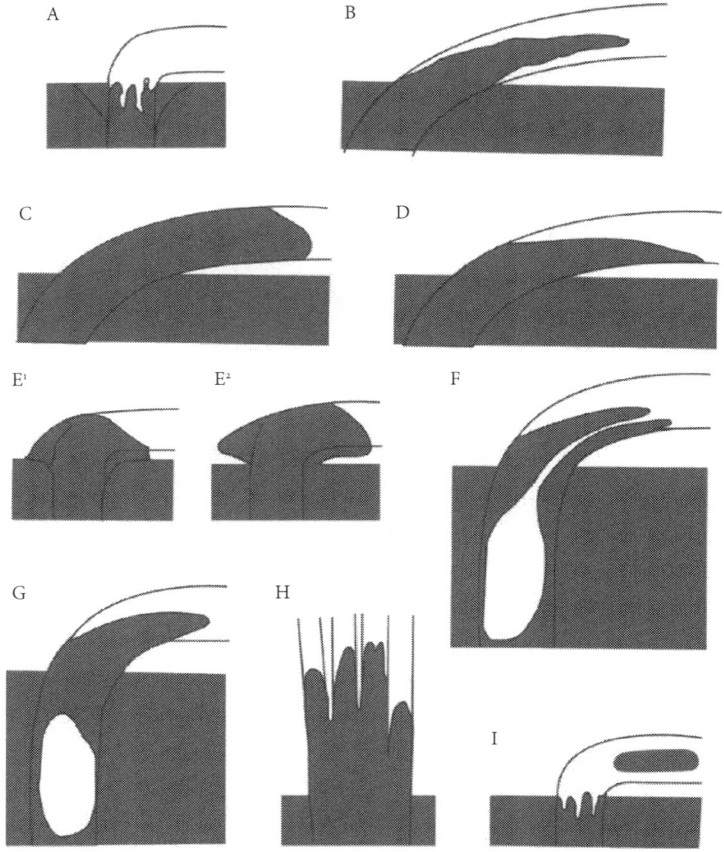

Figura 2.3. Esquema de las diferentes zonas de transición (ZT)

Nota: en gris se esquematiza el tejido perteneciente al sistema nervioso central, y en un color más claro, el sistema nervioso periférico. (A) ZT tipo 1; (B) ZT 2; (C) ZT tipo 3; (D) ZT tipo 4; (E1 y E2) ZT tipo 5; (F) ZT tipo 6; (G) ZT tipo 7; (H) ZT tipo 8; (I) esquema de una isla glial.

suplida por vasos capilares y vénulas poscapilares que corren paralelos en los espacios entre raicillas. La estructura de estos vasos es muy similar a la del tejido nervioso central y del endoneuro. Se ha demostrado que la nutrición de estas raíces también depende de la difusión de sustancias del espacio subaracnoideo (31).

Inmediatamente los filetes emergen del neuroeje, se encuentran cubiertos por una capa única de células sin lámina basal que conforman un continuo entre la piamadre y el endoneuro. Distalmente, esta capa de células se engruesa y aparece la lámina basal, conformada por fibras de colágeno que transcurren longitudinalmente a lo largo de la raíz. La cantidad de colágeno que se observa en las raíces espinales es mucho menor que aquella que se encuentra en los troncos nerviosos (31).

En la ZT, las raíces son sometidas a fuerzas que se generan en los movimientos del neuroeje y las vértebras. Estas fuerzas son amortiguadas por la envoltura de las raíces, las interdigitaciones de los procesos de la glía limitante y la lámina basal de las células de Schwann. De todos modos, la capacidad para resistir la tracción es menor en comparación con la de los troncos de los nervios (32).

Ganglio de la raíz dorsal

Los ganglios de las raíces dorsales (GRD) y los ganglios sensitivos de los nervios craneales están envueltos por un tejido conectivo similar al del perineuro (figura 2.1). Sus neuronas son unipolares, agregadas en grupos separados por fibras mielínicas y amielínicas (29). Estas neuronas tienen una prolongación única, que se bifurca en forma de *T*. Una rama se dirige hacia la periferia y otra rama se dirige hacia el neuroeje. Las neuronas unipolares se pueden clasificar de acuerdo con su aspecto histológico, el patrón de mielinización de sus proyecciones, la modalidad sensitiva a la que responden —especialmente si son nociceptivas o no nociceptivas—, y con qué órganos se originan sus proyecciones.

La principal clasificación de las neuronas del GRD se da en dos grandes grupos: las neuronas tipo A o grandes y claras (LL, del inglés *large light*), y las neuronas tipo B o pequeñas y oscuras (SD, del inglés *small dark*). Las neuronas LL tienen la sustancia de Nissl distribuida en parches separados por abundantes neurofilamentos, mientras que las neuronas SD tienen menor cantidad de neurofilamentos, lo que permite que la sustancia de Nissl se encuentre más compacta (33). Las neuronas SD tienen fibras tipo C y las neuronas LL tienen fibras tipo A. La mayoría de las neuronas SD expresan el neuropéptido sustancia P (SP) o el péptido relacionado con el gen de la calcitonina (CGRP), ambos asociados con la transmisión de información térmica y mecánica nociceptiva, por lo que se cree que la mayoría de las neuronas SD son nociceptoras; mientras que la mayoría de las neuronas LL son mecanorreceptoras de bajo umbral (34).

El soma de estas neuronas se caracteriza porque no tiene dendritas, ni sinapsis, no obstante expresan en sus membranas receptores para varios neurotransmisores (35). Alrededor de estas neuronas se encuentra la *glía satelital*. Las células de esta glía envuelven las neuronas y forman unidades compuestas por una neurona cubierta de una capa de tejido conectivo y células gliales. Aunque en los GRD no existe una estructura análoga a la barrera hematoencefálica, la glía satelital ayuda a mantener el microambiente del ganglio y colabora con el metabolismo de las neuronas (34).

Vasa vasorum

Los troncos nerviosos tienen un sistema vascular que se encuentra separado funcionalmente en cada uno de los compartimentos. Cada uno de estos complejos vasculares se encuentra unido a los otros por una extensa red de anastomosis. En el epineuro, los vasos arteriales y venosos discurren en el sentido longitudinal y se encuentran en todas las capas del tejido. En el perineuro, los vasos longitudinales se encuentran entre los espacios que forman las capas de células perineurales. Estos vasos longitudinales terminan penetrando el endoneuro por la capa más profunda de células perineurales y forman ángulos oblicuos (figura 2.2) (36), lo que provoca que sean fácilmente colapsables por un mecanismo de válvula y exponen el compartimento endoneural a hipoxia (37).

Dentro de los fascículos existe una red microvascular, constituida principalmente por capilares longitudinales, aunque ocasionalmente se pueden observar algunas arteriolas y vénulas. Dentro de estos capilares, la red anastomótica es muy extensa (36). El diámetro de los capilares endoneurales es particularmente grande (6-10 µm), en comparación con el de muchos tejidos corporales, como los del músculo estriado esquelético (38).

El flujo dentro de los capilares endoneurales no parece tener un sentido preferente, y el flujo individual de cada capilar puede cambiar rápidamente ante compresiones o daño de los vasos extrínsecos, lo que permite que este lecho vascular tenga una gran capacidad de reserva (36).

Los vasos de los nervios están inervados por troncos somáticos, simpáticos y parasimpáticos que regulan su función. Estos vasos reciben proyecciones serotoninérgicas, dopaminérgicas y de fibras que contienen los pépticos CGRP y SP (39, 40).

Interface sangre-nervio

Las fibras nerviosas funcionan en un medio especializado, el medio endoneural (*milieu intérieur*). El intercambio de sustancias entre el espacio endoneural y el espacio extracelular general está controlado y restringido por la interface sangre-nervio (ISN). Esta barrera consta del endotelio vascular endoneural, su lámina basal y las múltiples capas de CP. La impermeabilidad relativa de esta interface protege el medio endoneural de elementos potencialmente nocivos o de cambios en la concentración de solutos que pueden afectar la función de las fibras nerviosas. La ausencia de vasos linfáticos en el espacio endoneural está en favor de la teoría protectora de la ISN (41). Es común encontrar como sinónimo de la ISN el término *barrera sangre-nervio* (37,42), pero el funcionamiento activo de esta estructura hace que sea mucho más apropiado el término de interface (41).

La unidad funcional del nervio periférico es el fascículo. Esta estructura cilíndrica rodea axones, células de Schwann y demás componentes celulares y amorfos; se encuentra delimitada por el perineuro. Este límite físico, también, es una barrera fisiológica que requiere consumo energético para su funcionamiento (43).

El principal correlato morfológico de estas propiedades de la ISN son las uniones estrechas entre las células de los capilares endoneurales y entre las células de las capas del perineuro, especialmente las más profundas. El perineuro es el elemento menos permeable de esta estructura y actúa como una barrera para la difusión, mientras que las células endoteliales endoneurales tienen sistemas activos de transporte de sustancias, pero son mucho menos permeables que muchas otras células endoteliales (41).

El paso de algunas sustancias sucede en las hendiduras entre las células endoteliales que permiten el paso de algunos iones, aminoácidos y glucosa, pero no permiten el paso de macromoléculas como la albúmina. Para el paso de macromoléculas, aunque no se ha identificado el lugar, se han propuesto ensanchamientos de las uniones intercelulares, canales transendoteliales y fenestraciones de los capilares (41).

El fluido endoneural tiene una presión hidrostática de 2-3 mm Hg, una presión un poco más alta de la que se encuentra en otros tejidos. Esta presión positiva podría explicar la turgencia apreciable de los nervios en condiciones normales. Esta presión se puede atribuir a diversos factores, como la hipertonía de los electrolitos del líquido endoneural, en comparación con los electrolitos séricos (19).

La permeabilidad de la barrera puede modificarse también en la enfermedad. En la neuropatía diabética se ha visto que los pericitios modifican la expresión de algunas proteínas de adhesión intercelular de las células endoteliales. También algunos medicamentos, y en especial las soluciones hipertónicas, pueden modificar la permeabilidad a algunos solutos por parte de las células endoneurales (44).

Características mecánicas de los nervios

Los nervios periféricos, en condiciones normales, se encuentran sujetos a fuerzas mecánicas y a deformación, sin que esta se acompañe de síntomas o signos neurológicos. Los nervios periféricos tienen dos propiedades principales que les permiten tolerar adecuadamente estos cambios permanentes: sus propiedades tensiles y sus propiedades viscoelásticas (45).

Las propiedades tensiles se pueden explicar con la curva carga-elongación (figura 2.4) que se obtiene al aplicar a un nervio una fuerza tensil conocida y medir la elongación. La porción inicial de la curva, en la que el nervio se estira con una fuerza mínima, es conocida como región puntera (*toe region*); posteriormente, la pendiente de la curva aumenta y alcanza una región lineal. Esta región lineal describe la rigidez del nervio. Si se continúa estirando, eventualmente, el nervio se rompe. El área por debajo de la curva de estiramiento representa la energía absorbida por el nervio. La carga y el estiramiento con la que el nervio se rompe se conocen como carga final (*ultimate load*) y estiramiento final (*ultimate elongation*), respectivamente. Estos parámetros dependen de aspectos estructurales de cada nervio (45-47).

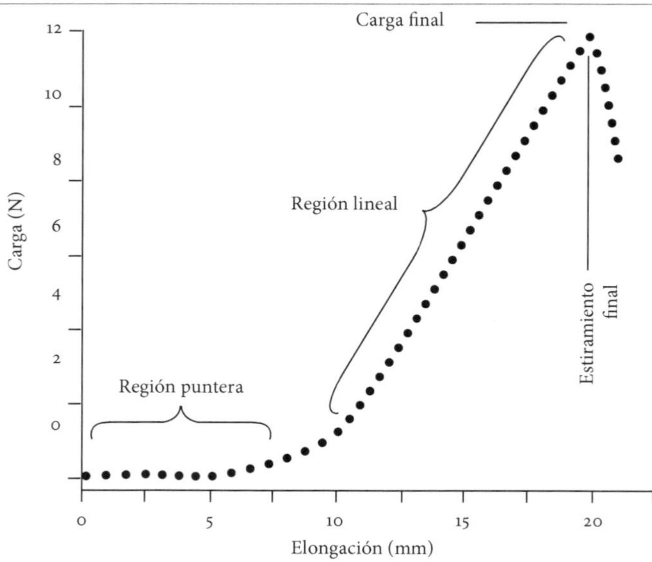

Figura 2.4. Representación de las propiedades elásticas de un nervio

Nota: se observa la región puntera, la región lineal y el punto en el que el nervio se rompe: carga final y estiramiento final.

De los componentes de los nervios, se considera que el epineuro es crítico para soportar la tensión. El espacio endoneural aporta parte de la rigidez, pero las fibras nerviosas son las más susceptibles a la tracción (5). De todos modos, hay estudios que demuestran que aunque el perineuro y el endoneuro actúan de forma diferente ante las fuerzas, deben cooperar en condiciones normales (48,49).

Adicionalmente, los nervios presentan un comportamiento viscoelástico dependiente del tiempo. Estas propiedades incluyen el llamado arrastre (*creep*), que es la capacidad del nervio para alargarse cuando está expuesto a una tensión fija durante cierto tiempo; y la llamada relajación por esfuerzo (*stress relaxation*), es decir, relajación de la tensión del nervio luego de la tensión por una elongación prolongada. Estas propiedades viscoelásticas protegen el nervio ante cambios de tensión súbitos (46,49).

Conclusiones

El nervio periférico es el principal componente del SNP. Aunque existen variantes propias de cada nervio, en general los nervios comparten características anatómicas y mecánicas similares. Los nervios se encuentran divididos por fascículos, que son la unidad funcional del nervio. Existe una especialización estructural en la zona de transición entre el SNC y el SNP.

Otro componente del SNP son los ganglios sensitivos, como los GRD. Estas estructuras tienen neuronas que son sensibles a diferentes modalidades sensitivas y se clasifican por su aspecto histológico y por si son nociceptoras o no. En el GRD no existe una estructura análoga a la barrera hematoencefálica, pero la glía satelital ayuda a mantener un equilibrio metabólico y protege las neuronas de tóxicos.

Los nervios tienen tres compartimentos de tejido diferentes: el epineuro, el perineuro y el endoneuro. El epineuro está compuesto principalmente por tejido conectivo, que le permite al nervio moverse con cierta libertad. El perineuro tiene una población de fibroblastos especializados, que le dan resistencia tensil al nervio y, adicionalmente, funcionan como una barrera que limita el espacio endoneural.

Los vasos sanguíneos de los nervios tienen un sistema también dividido en compartimentos y una red anastomótica muy bien desarrollada. En el espacio endoneural, las células endoteliales de los capilares también funcionan como una barrera, la cual provoca que el medio endoneural tenga ciertas características que les permiten a las fibras nerviosas funcionar adecuadamente.

Referencias

1. Gardner E, Bunge R. Gross anatomy of the peripheral nervous system. En: Dyck PJ, Thomas PK, editores. Peripheral neuropathy. 4th ed. Filadelfia: Elsevier Saunders; 2005. p. 11-33.
2. Simon F, Marečková-štolcová E, Páč L. On the terminology of cranial nerves. Ann Anat. 2011;193:447-52.
3. Doucette R. PNS-CNS transicional zone of the first cranial nerve. J Comp Neurol. 1991;312:451-66.
4. Herrera L, Casas CE, Bates ML, Guest J. Ultrastructural study of the primary olfactory pathway in *Macaca fascicularis*. J Comp Neurol. 2005;488:427-41.

5. Anderson DR, Hoyt WF, Hogan MJ. The fine structure of the astroglia in the human optic nerve and optic nerve head. Trans Am Ophthalmol Soc. 1967;65: 275-305.
6. Albon J, Farrant S, Akhtar S, Young R, Boulton ME, Smith G, et al. Connective tissue structure of the tree shrew optic nerve and asocciated ageing changes. Invest Ophthalmol Vis Sci. 2007;48:2134-44.
7. Goss CM. On anatomy of nerves by Galen of Pergamon. Am J Anat. 1966;118:327-35.
8. Willis T. The anatomy of brain and nerves. Montreal: McGill University Press; 1965.
9. Benninger B, McNeil J. Transitional nerve: A new and original classification of a peripheral nerve supported by the nature of the accessory nerve (CN XI). Neurol Res Int. 2010;2010:476018.
10. Wu Y, Sui T, Cao X, Lv X, Zeng S, Sun P. Confocal imaging reveals three-dimensional fine structure difference between ventral and dorsal nerve roots. J Bio Opt. 2011;16:050502.
11. Berthold CH, Fraher J, King RH y Rydmark M. Microscopic anatomy of the peripheral nervous system. En: PJ Dyck, PK Thomas, editores. Peripheral neuropathy. 4ta ed. Filadelfia: Elsevier Saunders; 2005. p. 35-90.
12. Foester O. The dermatomes on man. Brain. 1933; 56:1-39.
13. Yan J, Horiguchi M. Fiber arrangements of cutaneous and muscular rami in cervical nerves of the rat. Okajimas Folia Anat Jpn. 2002;79:107-11.
14. Burnstock G. Sistema nervioso autónomo. En: Berry M, Bannister L, Standring S, editores. Anatomía de Gray. Madrid: Harcourt; 2001. p 1292-310.

15. Beggs J, Johnson PC, Olafsen A, Watkins CJ, Cleary C. Transperineurial arterioles in human sural nerve. J Neuropathol Exp Neurol. 1991;50:704-18.
16. Berthold CH. Morphology of normal peripheral axons. En: Waxman SG, editor. Physiology and pathobiology of axons. Nueva York: Raven Press; 1978. p. 3-63.
17. Erlanger J, Gasser HS. Electrical signs of nervous activity. Filadelfia: University of Pennsylvania Press; 1937.
18. Nakanishi T, Tamaki M, Mizuwawa H, Akatsuka T, Kinoshita T. An experimental study for analyzing nerve conduction velocity. Electroencephalogr Clin Neurophysiol. 1986;63:484-7.
19. Lundborg G, Dahlin L. Anatomy, function, and pathophysiology of peripheral nerves and nerve compression. Hand Clinics. 1996;12:185-93.
20. Laidlaw GF. Silver staining of the endoneurial fibers of the cerebrospinal nerves. Am J Pathol. 1930;6:435-44.
21. Thomas PK. The connective tissue of peripheral nerve: an electron microscope study. J Anat. 1963;97:35-44.
22. Hallin RG, Ekedahl R, Frank O. Segregation by modality of myelinated and unmyelinated fibers in human sensory nerve fascicles. Muscle Nerve. 1991;14:157-65.
23. Ekedahl R, Frank O, Hallin RG. Peripheral afferents with common function cluster in the median nerve and somatotopically innervate the human palm. Brain Res Bull. 1997;42:367-76.
24. Piña-Oviedo S, Ortíz-Hidalgo C. The normal and neoplastic perineurium. Adv Anat Pathol. 2008;15:147-64.
25. Stolinski C. Structure and composition of the outer connective tissue sheaths of Peripherals nerve. J Anat. 1995;186:123-30.

26. Bunge MB, Wood PM, Tynan LB, Bates ML, Sanes JR. Perineurium originates from fibroblasts: demonstration in vitro with a retroviral marker. Science. 1989; 243:229-31.
27. Ross MH, Reith EJ. Perineurium: evidence for contractile elements. Science. 1969;165:604-6.
28. Sunderland S. Características anatómicas y fisiológicas de las fibras nerviosas periféricas y de los troncos nerviosos: Troncos nerviosos periféricos. Nervios periféricos y sus lesiones. 2da ed. Barcelona: Salvat Editores; 1985. p. 61-8.
29. Bery M, Bannister LH, Standring SM. Sistema nervioso. En: Berry M, Bannister L, Standring S, editores. Anatomía de Gray. Madrid: Harcourt; 2001. p. 945-73.
30. Fraher JP. The CNS-PNS transicional zone of the rat. Morphometric Studies at cranial and spinal levels. Prog Neurobiol. 1992;38:261-16.
31. Petterson CÅV. Permeability and structural characteristics of dorsal and ventral spinal nerve roots of the rat. Acta Neuropathol. 1993;85:129-37.
32. Bristol DC, Fraher JP. Experimental traction injuries of ventral spinal nerve roots. A scanning electron microscopy study. Neuropath Appl Neurobiol. 1989;15:549-61.
33. Lawson S. The Peripheral sensory nervous system: dorsal root ganglion neurons. En: Dyck PJ, Thomas PK, editores. Peripheral neuropathy. 4[ta] ed. Filadelfia: Elsevier Saunders; 2005. p. 163-202.
34. Hanani M. Satellite glial cells in sensory ganglia: from form to function. Brain Res Brain Res Rev. 2005; 48:457-76.
35. Devor M. Unexplained peculiarities of the dorsal root ganglion. Pain. 1999;(Supl 6): S27-35.

36. Lundborg G. Intraneural microcirculation. Orthop Clin North Am. 1988;19:1-12.
37. Lundborg G. Structure and function of the intraneural microvessel. J Bone Joint Surg Am. 1975;57:938-48.
38. Bell M, Weddel GM. A descriptive study of the blood vessels of the sciatic nerve in the rat, man and other mammals. Brain. 1984;107:871-98.
39. Lincoln J, Milner P, Appenzeller O, Burnstock G, Qualls C. Innervation of normal human sural and optic nerves by noradrenaline- and peptide-containing nervi vasorum and nervorum: effect of diabetes and alcoholism. Brain Res. 1993;632:48-56.
40. Yorek MA, Coppey LJ, Gellett JS, Davidson EP. Sensory nerve innervation of epineurial arterioles of the sciatic nerve containing calcitonin gene-related peptide: effect of streptozotocin-induced diabetes. Exp Diabesity Res. 2004; 5:187-93.
41. Weerasuriya A. Blood-nerve interface and endoneurial homeostasis. En: Dyck PJ, Thomas PK, editors. Peripheral Neuropathy. 4[ta] ed. Filadelfia: Elsevier Saunders; 2005. p. 651-80.
42. Wessig C. Detection of blood-nerve barrier permeability by magnetic resonance imaging. Methods Mol Biol. 2011;686:267-71.
43. Weerasuriya A, Mizisin AP. The blood-nerve barrier: structure and functional significance. Methods Mol Biol. 2011;686:149-73.
44. Peltonen S, Alanne M, Peltonen J. Barriers of the peripheral nerve. Tissue Barriers. 2013;1:e24956-1-e24956-6.
45. Grewal R, Xu J, Sotereanos DG, Woo SLY. Biomechanical properties of Peripherals nerves. Hand Clinics. 1996;12:195-204.

46. Kwan MK, Wall EJ, Massie J, Garfin SR. Strain, stress and strech of Peripherals nerve: Rabbit experiments in vitro and in vivo. Acta Orthop Scand. 1992;63:267-72.
47. Topp KS, Boyd BS. Structure and biomechanics of peripheral nerves: nerve responses to physical stresses and implications for physical therapist practice. Phys Ther. 2006;86:92-109.
48. Geourgeu GA, Walbeehm ET, Tillet R, Afoke A, Brown RA, Philips JB. Investigating the mechanical shear-plane between core and sheath elements of periferal nerves. Cell Tissue Res. 2005;20:229-34.
49. Ma Z, Tan JS, Myer C, Njus NM, Xia Z. In vitro and in vivo mechanical properties of human ulnar and median nerves. J Biomed Mater Res A. 2013;101:2718-25.

Referencias de las imágenes

1. Weerasuriya A, Mizisin AP. The blood-nerve barrier: structure and functional significance. Methods Mol Biol. 2011;686:149-73.
2. Lee SK, Wolfe SW. Peripheral nerve injury and repair. J Am Acad Orthop Surg. 2000;8(4):243-52.
3. Fraher JP. The CNS-PNS transicional zone of the rat. Morphometric studies at cranial and spinal levels. Prog Neurobiol. 1992;38(3):261-16.
4. Topp KS, Boyd BS. Structure and biomechanics of peripheral nerves: nerve responses to physical stresses and implications for physical therapist practice. Phys Ther. 2006;86(1):92-109.

Capítulo 3
Ultraestructura del axón

Carlos Moreno B.

Los axones son un tipo de prolongaciones de las neuronas, por medio de las cuales estas hacen contacto con otras neuronas o con fibras musculares (estriadas, cardiacas o lisas) para transmitir información. Los axones que forman los nervios periféricos provienen de las neuronas motoras del asta anterior de la médula espinal o de las prolongaciones periféricas de las neuronas de los ganglios de las raíces dorsales, de los nervios espinales. También, pueden ser prolongaciones de las neuronas de los ganglios simpáticos o de las neuronas vegetativas, simpáticas o parasimpáticas, localizadas en las astas laterales de la médula espinal. En los vertebrados, su diámetro es variable y oscila entre 0,1 y 20 μm (1). En los humanos, la longitud de los axones periféricos varía desde algunos centímetros hasta poco más de 1 metro.

El axón se divide en varias regiones (figura 3.1). La porción del cuerpo neuronal, donde se origina, se denomina *cono axónico* y se distingue, principalmente, por la ausencia de sustancia de Nissl. Adyacente al anterior se halla el *segmento inicial del axón* (SIA), que constituye una parte fundamental para la generación de los potenciales de acción y se caracteriza por la presencia de una matriz celular compleja y especializada, junto con moléculas de adhesión celular y proteínas de andamiaje específicas. La matriz celular y las proteínas de anclaje forman una barrera de difusión que mantiene las proteínas dentro del compartimento axonal (2). A continuación del SIA está el *axón* propiamente dicho y, finalmente, la *terminación axónica*, que constituye la región presináptica, donde se hallan los elementos necesarios para la transmisión sináptica, principalmente las vesículas sinápticas que contienen los neurotransmisores.

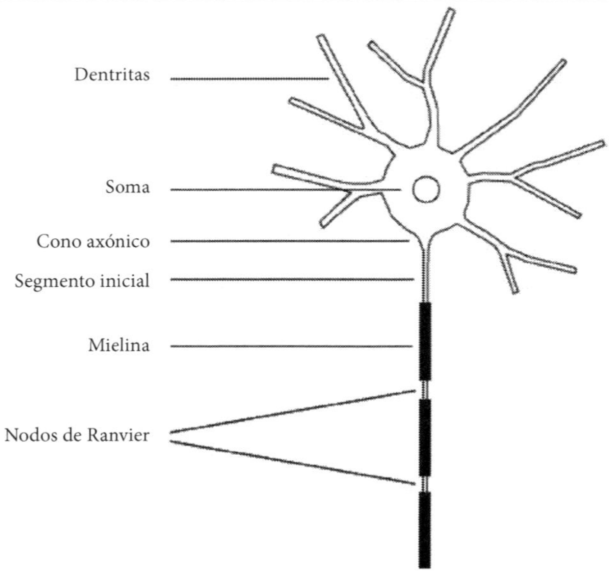

Figura 3.1. Componentes de una neurona

Estructuralmente, el axón consta de la membrana celular, o *axolema*, y del citoplasma, o *axoplasma*, que contiene el citoesqueleto y varios tipos de organelos, como las mitocondrias y el retículo endoplasmático, o más precisamente, *retículo axoplasmático*. En este capítulo se estudiará la ultraestructura axonal.

Las células de Schwann que forman la mielina en los axones mielinizados y las células de Remak que cubren parcialmente los axones amielínicos serán estudiadas en el capítulo 5.

El axolema

La membrana celular del axón, o *axolema*, está conformada, de manera similar a la membrana del soma, por una bicapa de fosfolípidos ligada con diversas proteínas, integrales y funcionales, entre las que se hallan canales iónicos voltaje-dependientes, receptores y bombas, entre otras. La membrana celular, en general, no es homogénea. Posee microdominios, pequeñas zonas especializadas, que difieren del resto de la membrana por su composición de lípidos o proteínas, y se conocen como *balsas* (*rafts*) de lípidos o de proteínas, según sea el caso (3).

Las más estudiadas en los axones son las balsas lipídicas, *lipid-rafts*, microdominios de la membrana celular ricos en colesterol, y esfingolípidos, que forman una fase lipídica más densa que los *glicerofosfolípidos*, por lo que funcionan como balsas que flotan entre los demás lípidos. Estas estructuras son importantes para el funcionamiento y desarrollo neuronal en procesos de adhesión celular, guía de los axones durante su crecimiento, transmisión sináptica y transducción de señales iniciadas por factores neurotróficos (4). Además, se ha planteado la hipótesis de que alteraciones en las balsas lipídicas podrían ocasionar pérdida de la función neuronal y potencialmente llevar a muerte neuronal, asociada con el desarrollo de enfermedades degenerativas como Alzheimer, Parkinson, Huntington y enfermedad de motoneurona (5).

Los canales iónicos voltaje-dependientes son proteínas integrales transmembrana, con una estructura tridimensional que determina un poro acuoso, que permite el paso de iones a través de la membrana celular (tabla 3.1). Ellos son fundamentales para la génesis de señales en el sistema nervioso, gracias a que realizan tres actividades importantes: permitir el paso de iones a través de la membrana y seleccionar iones específicos, y cambiar su configuración, abriéndose o cerrándose, en respuesta a estímulos eléctricos. En los axones se han identificado canales iónicos voltaje-dependientes de sodio, de potasio y de calcio. Estos últimos se localizan en las terminaciones axónicas presinápticas.

Los canales de sodio voltaje-dependientes (Nav) son los responsables de la generación de los potenciales de acción en el SIA y en los nodos de Ranvier, y de la conducción de los potenciales de acción a lo largo de los axones (figura 3.2b). Estos canales tienen una subunidad principal, denominada *alfa* (α), de aproximadamente 260 kDa, que forma el poro que permite el paso de los iones de sodio, y 1 a 4 subunidades auxiliares reguladoras de la anterior, que reciben los nombres de *beta* (β), 1, 2, 3 o 4, según sea el caso. La subunidad α posee 4 dominios homólogos (I-IV) (figura 3.2b), que contienen, cada uno, 6 segmentos transmembrana (S1-S6) y 1 pequeña asa entre los segmentos S5 y S6, que forma la pared interna del poro. Mientras que los segmentos S4 de los 4 dominios son los elementos sensores del estímulo eléctrico (voltaje). Un asa interna que une los dominios III y IV sirve como la compuerta de inactivación (figura 3.2a) (6).

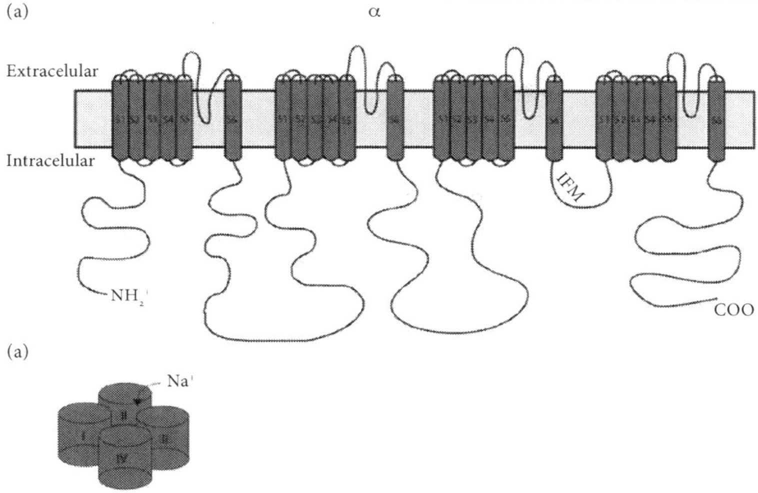

Figura 3.2. Estructura transmembrana y esquemática de las subunidades del canal de sodio voltaje-dependiente

(a) Los canales de sodio voltaje-dependientes (Nav), subunidad α, tiene 6 segmentos transmembrana (S1-S6) y una pequeña asa entre los segmentos S5 y S6. Los segmentos S4 de los 4 dominios son los sensores eléctricos y el asa entre S5 y S6 forma la pared interna del poro. (b) Se presenta la configuración tridimensional de los 4 dominios homólogos (I-IV) que posee la subunidad α.

Se han identificado 9 isoformas de los canales de sodio pertenecientes a 1 sola familia, y se conocen como Nav1.1 a Nav1.9. Los canales de sodio se distribuyen de manera diferente en los axones mielínicos y en los amielínicos. En los primeros, los canales Nav1.6 se acumulan en los nodos de Ranvier, pero no se encuentran en las regiones para o internodales; mientras que en las fibras amielínicas, los canales Nav1.2 se distribuyen de manera difusa a lo largo del axón. En el AIS y en los nodos de Ranvier hay una mayor densidad de canales Nav1.2 y 1.6. Esta distribución es dependiente de la presencia de mielina y, por ello, puede variar durante el desarrollo. En el resto del axolema de las fibras del sistema nervioso periférico (SNP) se pueden encontrar canales Nav1.7, Nav1.8 y Nav1.9 (7).

Los canales de potasio constituyen el grupo más amplio de canales iónicos, clasificados en más de 50 familias. Desde el punto de vista funcional, son los principales responsables de la fase de repolarización del potencial de acción y, por lo tanto, limitan la reexcitación de los nodos de Ranvier en los axones mielinizados, durante la conducción de los potenciales de acción. En los axones de los nervios periféricos se encuentran varios tipos de canales de potasio: voltaje-dependientes (Kv), canales sensibles a calcio, sodio y ATP, y canales rectificadores hacia adentro (Kir) (8). Los canales de potasio forman el poro para el paso de los iones de potasio mediante la unión de 4 subunidades α que pueden estar asociadas con subunidades auxiliares β. En los canales Kv, cada subunidad α es análoga a uno de los dominios de la subunidad α de los canales de sodio voltaje-dependientes, y tiene 6 dominios transmembrana (figura 3.3). Otros tipos de canales de potasio tienen 2, 4 o 7 dominios (9).

En los axones del SNP, los canales Kv1 se encuentran localizados en las regiones yuxtaparanodales de las fibras mielinizadas. Los canales Kv7, también conocidos como KCNQ, se encuentran localizados en el AIS y en los nodos de Ranvier (10).

En los axones del SNP, los canales de calcio voltaje-dependientes se localizan en los terminales presinápticos, donde están implicados en el proceso de exocitosis de los neurotransmisores. Estos canales son estructuralmente análogos a los de sodio voltaje-dependientes (figura 3.4). Poseen una subunidad formadora del poro, denominada α-*1*, con 4 dominios transmembrana, y subunidades reguladoras: α-2-δ, β y γ. Se han identificado 3 familias de canales de calcio:

(a)

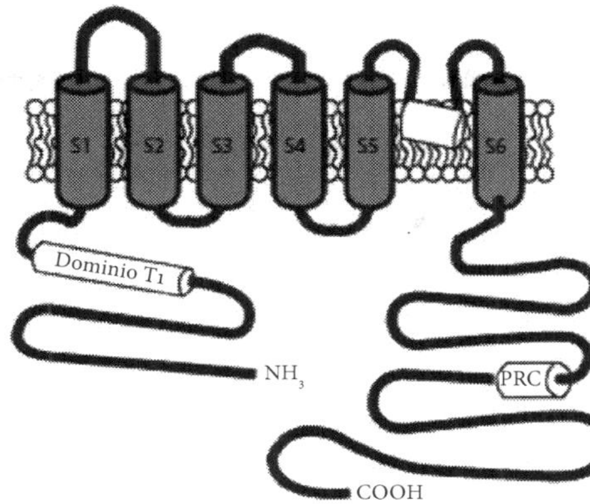

(a)

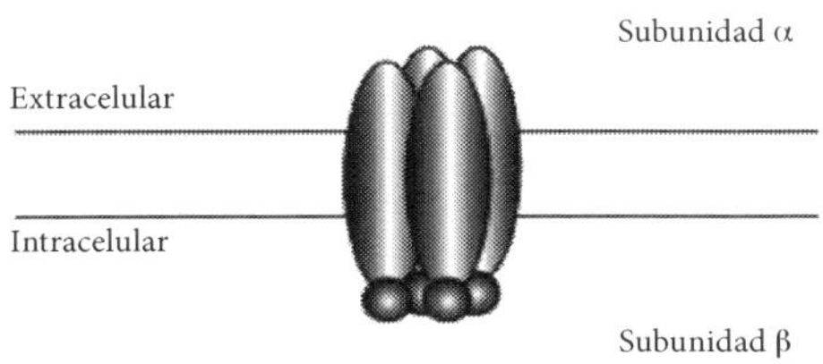

Figura 3.3. Estructura transmembrana y esquemática de las subunidades del canal de potasio voltaje-dependiente

(a) Estructura de la subunidad α del canal de potasio voltaje-dependiente. (b) Diagrama del canal de potasio voltaje-dependiente, formado por 4 subunidades α asociadas a cuatro subunidades β en la porción intracelular

Cav1, Cav2 y Cav3. En las terminales presinápticas del SNP se localizan canales de la familia Cav2: Cav2.1, Cav2.2, y Cav2.3, conocidos anteriormente como P/Q, N y R, respectivamente (11).

Además de los canales iónicos mencionados, el axolema de algunos nervios periféricos tiene receptores para diferentes ligandos, como el receptor 5HT3 de serotonina, receptores nicotínicos para acetilcolina y receptores de glutamato del tipo NMDA (2).

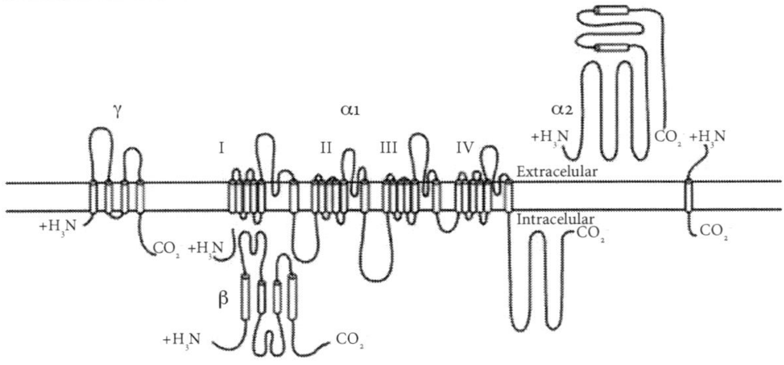

Figura 3.4. Estructura transmembrana del canal de calcio voltaje-dependiente

Tabla 3.1. Clasificación de canales iónicos encontrados en el nervio periférico

Ión y función básica	Subunidades		Subtipo de canal iónico	Localización en el axón	
	Principal	Auxiliares		Mielínicos	Amielínicos
Na^+ responsables de la generación de los potenciales de acción	A 260 kDa, forma el poro que permite el paso de los iones	β 1-4 Reguladoras	Nav 1.1	SIA, NR	
			Nav 1.2	SIA, NR, TA	Difusa a lo largo del axón
			Nav 1.6	SIA, NR	
			Nav 1.7		
			Nav 1.8		
			Nav 1.9		
K^+ reguladores de la excitabilidad neuronal, claves en la fase de repolarización, limitan la reexcitación de los NR durante la conducción	α 1-4 subunidades. Forma el poro que permite el paso de los iones		Kv1	SIA, NR, TA	

Ión y función básica	Subunidades		Subtipo de canal iónico	Localización en el axón	
	Principal	Auxiliares		Mielínicos	Amielínicos
			Kv2	SIA (?)	
			Kv3	NR, TA	
			Kv7 (KCNQ)	SIA, NR, TA	
			K sensibles a Ca		
			K sensibles a Na		
			K sensibles a ATP		
			Kir		
Ca^{++}	α-1	α-2 δ	Cav 1.2	TA (?)	
Participa en el proceso de exocitosis de los NT			Cav 2.1 (P/Q)	SIA, TA	
			Cav 2.2 (N)	TA	
			Cav 2.3 (R)	SIA	
			Cav 6	SIA	

Nota: se incluye su ubicación anatómica, ya que es importante para el grado de plasticidad sináptica. Como esta distribución depende de la mielina, y por tanto puede cambiar durante el desarrollo, la tabla presenta la distribución de canales iónicos en axones maduros (2). SIA: segmento inicial del axón, NR: nodo de Ranvier, TA: terminal axónica. Canales voltaje-dependientes (subíndice v), canales rectificadores hacia adentro (Kir).

Otras proteínas importantes del axolema son las bombas y los intercambiadores iónicos, que contribuyen al mantenimiento del gradiente iónico transmembrana, mediante el transporte activo de iones contra gradientes electroquímicos. Aunque el axolema posee diversas bombas e intercambiadores para mantener el gradiente de los diferentes iones, los más importantes por su función son la bomba sodio-potasio (Na^+/K^+) y el intercambiador sodio-calcio ($Na^+/Ca2^{++}$).

La bomba Na^+/K^+ es electrogénica, debido a que intercambia 3 iones de sodio del espacio intraaxonal por 2 iones de potasio extracelulares, para lo cual requiere la enzima ATPasa. De este modo, contribuye al mantenimiento del potencial de membrana en reposo. El incremento en la actividad de la bomba da lugar a una hiperpolarización del axolema, por lo que eleva el umbral para la estimulación del nervio. Por el contrario, cuando se bloquea su funcionamiento, por toxinas o por isquemia, ocasiona una despolarización de los axones. Su distribución en la longitud del axón no está definida, especialmente en relación con los nodos de Ranvier, pues mientras algunos estudios sugieren su localización internodal, otros la localizan en las porciones nodales y paranodales (8).

El intercambiador $Na^+/Ca2^{++}$ se encarga de mantener la homeostasis del calcio intracelular, mediante la extracción de calcio que se intercambia con sodio extracelular, utilizando el gradiente electroquímico del sodio, sin consumir ATP. En algunas situaciones anormales, por ejemplo, cuando se altera el gradiente del sodio, o en situaciones de anoxia, el intercambiador puede invertir su función y generar un aumento de la concentración de calcio intracelular que es nocivo para la neurona (8).

Citoesqueleto axónico

El citoesqueleto del axón, como el del soma neuronal, está constituido por una red extensa de proteínas filamentosas que tienen diferentes características y funciones: microtúbulos (MT), neurofilamentos (NF), microfilamentos (MF) y proteínas asociadas.

Los MT (figura 3.5) son formaciones tubulares de aproximadamente 25 nm de diámetro, compuestos por 13 protofilamentos, constituidos cada uno por heteropolímeros de subunidades de 50 kDa, de la proteína tubulina, que pueden llegar a tener más de 100 μm de longitud. Los protofilamentos son heterodímeros alineados de α y β tubulinas, que se unen lateralmente para formar el tubo que constituye el MT. Todos los heterodímeros están orientados en la misma dirección, de tal modo que los MT tienen extremos asimétricos llamados *plus* (+) y *minus* (-). En el extremo (+) se agregan de manera preferencial los dímeros de tubulina, mientras que el extremo (-) crece más lentamente. En los axones, los

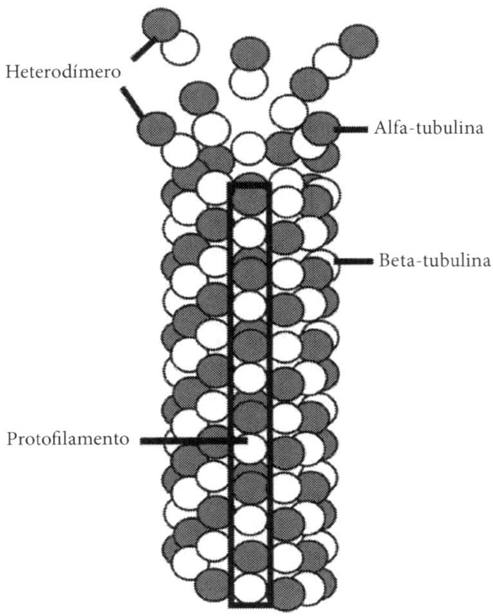

Figura 3.5. Estructura de un microtúbulo

MT mantienen una polaridad uniforme, con los extremos (+) en sentido distal al cuerpo celular (11).

Los MT son indispensables para el desarrollo y el funcionamiento de los axones, porque contribuyen al mantenimiento de la estructura axónica. Además, estos son necesarios para su crecimiento, para mantener la integridad del compartimiento axónico y, de manera muy importante, para el transporte de organelas y de sustancias requeridas por las porciones distales de los axones.

Asociadas con los MT se hallan diversas proteínas que interactúan con ellos, y son conocidas como proteínas asociadas con los microtúbulos (MAP). Entre las que se hallan en los axones del SNP están las MAP de alto peso molecular (MAP 1A, 1B), proteínas motoras (cinesina y dineína) y proteínas tau. Las proteínas motoras serán tratadas en el capítulo 7, pues su principal función está relacionada con el transporte axónico. Las proteínas MAP1A y 1B se hallan tanto en axones como en somas neuronales y en dendritas, mientras que la 1B se fosforila de manera preferencial en los axones y, especialmente, en los axones en desarrollo (11).

Las proteínas tau son MAP que interactúan con la tubulina y, así, estabilizan los microtúbulos. Se encuentran principalmente en el sistema nervioso central (SNC), pero también están, en menor cantidad, en el citoplasma de los axones del SNP. En los últimos años han cobrado mucha importancia por su alteración en varias enfermedades neurodegenerativas, y por ello se conocen como taupatías (12). Una de ellas es la enfermedad de Alzheimer, en la que acumulaciones de proteínas tau hiperfosforiladas forman los ovillos neurofibrilares, característicos de ese trastorno (13).

Los NF pertenecen a una familia de filamentos intermedios que tienen, en promedio, un diámetro de 10 nM y varios cientos de micrómetros de largo (figura 3.6). Los NF de las neuronas, a diferencia de los de la glía y otras células, poseen pequeñas prolongaciones laterales. En los axones mielinizados de mayor diámetro, el principal tipo de NF se conoce con el nombre de *neurofilament triplet* (neurofilamento triple), por estar formado por 3 tipos de subunidades proteicas: subunidad NF de alto peso molecular (NFH), 180-200kDa; subunidad NF de peso molecular intermedio (NFM), 130-170 kDa; y subunidad de bajo peso molecular (NFL), 60-70 kDa. El neurofilamento triple pertenece a los filamentos intermedios del tipo IV. Otros NF que se encuentran en el citoesqueleto de los axones del SNP son la α-internexina, que también pertenece al tipo IV, y la periferina, perteneciente al tipo III. El neurofilamento triple y la internexina también se localizan en el SNC, mientras que la periferina, al parecer, es exclusiva del SNP. Los NF axónicos tienen como principales funciones ayudar a estabilizar el

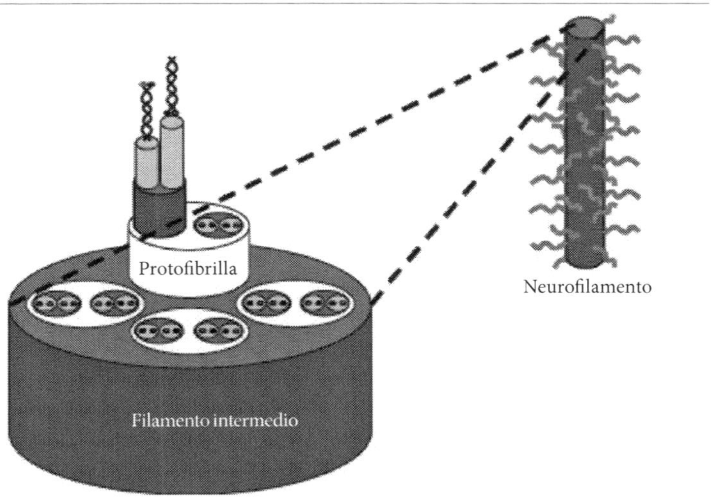

Figura 3.6. Esquema de un neurofilamento de 10 nm de diámetro y sus componentes

citoesqueleto y determinar el diámetro de los axones, especialmente en los axones de mayor calibre (1). Se ha sugerido que mutaciones de la periferina podrían estar implicadas en la fisiopatología de la esclerosis lateral amiotrófica (14).

Los microfilamentos de los axones tienen 4-6 nm de diámetro (figura 3.7). Están formados por monómeros de actina de 43kDa enlazados en forma de cordón, y se hallan en mayor cantidad en el axolema de los conos de crecimiento y de las terminales presinápticas, cerca de los MT. Entre las proteínas asociadas con los MF en los axones, la espectrina y la ankirina son muy importantes, ya que forman puentes cruzados entre los MT y el axolema. Los MF son los elementos más primitivos del citoesqueleto axonal y tienen una función esencial en la motilidad del cono de crecimiento y en el proceso de mielinización (15).

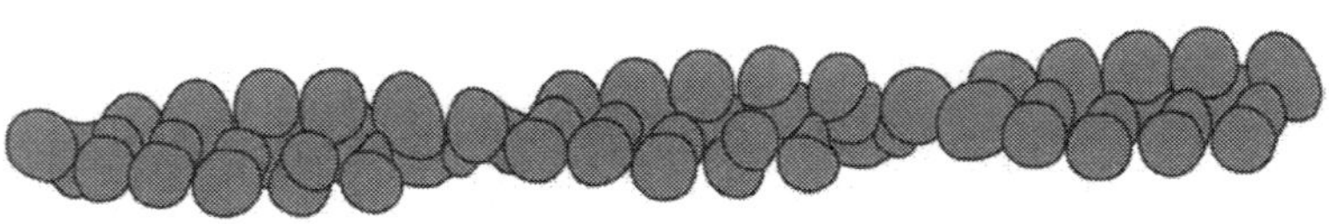

Figura 3.7. Estructura de un microfilamento

Mitocondrias

Las mitocondrias tienen una función crítica para las neuronas, pues generan la mayor parte del ATP necesario para su supervivencia. Además, poseen otras funciones importantes, como la regulación del $Ca2^{+}$ intracelular y de las señales redox, el desarrollo y la plasticidad sináptica, y el control de la apoptosis. Estas organelas son llevadas, mediante transporte axónico, desde el soma neuronal hasta el axón y las terminales presinápticas, de donde son recicladas hasta el soma, una vez han cumplido el tiempo de su función. Hay evidencias experimentales de que durante la excitación en el SNP, las mitocondrias son llevadas hacia los nodos de Ranvier gracias al influjo de Na^+, desencadenado por el incremento de $Ca2^+$ y la activación de las bombas de Na^+ (16). También, se ha demostrado que en el axón y en su porción terminal puede haber síntesis de las proteínas necesarias para la actividad mitocondrial (17).

En los axones, las mitocondrias sufren procesos de fusión y de fisión, dependiendo de sus necesidades funcionales. La fusión requiere la unión coordinada de las membranas externa e interna de las mitocondrias. Para ello es necesaria la participación de 3 GTPasas: dos mitofusinas (Mfn1 y Mfn2), localizadas en la membrana mitocondrial externa, y la OPA1, que desempeña un papel en la regulación de la membrana mitocondrial interna. Esta proteína intermembranal pertenece a la familia de la dinamina y se llama así porque la mutación de su gen se ha asociado con la producción de la atrofia óptica tipo 1. Por su parte, la fisión mitocondrial requiere otra GTPasa, la proteína relacionada con la dinamina (Drp1) (18).

Actualmente, se considera que las alteraciones mitocondriales pueden desempeñar un papel importante en la fisiopatología de varios trastornos neurológicos, como la enfermedad de Alzheimer, la enfermedad de Parkinson y la esclerosis múltiple (19), pero es menos claro su papel en el desarrollo de neuropatías periféricas, aunque los resultados de algunas investigaciones recientes permiten plantear que las alteraciones en la dinámica mitocondrial pueden participar en la patogénesis de las neuropatías periféricas (20), como en la variante axonal de la enfermedad de Charcot-Marie-Tooth (21).

Retículo axoplasmático

El retículo axoplasmático (RA) es un organelo constituido por una membrana continua, que comprende las membranas nucleares, estructuras foliadas y una red de túbulos interconectados que se extienden hacia la periferia de la célula (22). Tiene varias funciones: síntesis de lípidos y esteroles, síntesis y modificaciones postranslacionales de la mayor parte de las proteínas secretoras y de la membrana, liberación del ácido araquidónico y regulación de los niveles de Ca2+ (23). El retículo axoplasmático es principalmente RE liso y posee solamente unos pocos ribosomas dispersos (24). Algunas alteraciones, principalmente genéticas, del retículo axoplasmático se asocian con neuropatías; por ejemplo, se han identificado mutaciones con pérdida de función en la proteína cis-Golgi FAM134B, en pacientes con HSAN2 (Hereditary Sensory and Autonomic Neuropathy Type II), una neuropatía sensorial y vegetativa caracterizada por la pérdida progresiva de las sensaciones dolorosas, térmicas y el tacto (25).

Conclusiones

Los axones de los nervios periféricos tienen una ultraestructura compleja, con algunas diferencias respecto a los otros compartimentos neuronales. El citoesqueleto es una red fibrilar de MT, NF y MF, que le confiere estabilidad a los axones, especialmente a aquellos de mayor longitud; forma la base para el sistema de transporte axónico, su desarrollo y regeneración secundaria a lesiones. El cono axónico carece de sustancia de Nissl (gránulos de RE rugoso), mientras que en el resto del axoplasma se puede localizar RA. El segmento terminal de los axones y el axoplasma de los nódulos de Ranvier, que son áreas de gran demanda energética, poseen acúmulos de mitocondrias que pueden fusionarse o fisionarse, al aumentar o disminuir su tamaño, para responder a las necesidades locales. La alteración genética o adquirida de una, o más, de estas estructuras puede dar lugar a neuropatías, algunas de ellas todavía no conocidas suficientemente.

Referencias

1. Squire LR, Berg D, Bloom FE, du Lac S, Ghosh A, Spitzer NC. Fundamental neuroscience. 3rd ed. San Diego: Academic Press; 2008.
2. Debanne D, Campanac E, Bialowas A, Carlier E, Alcaraz G. Axon physiology. Physiol Rev. 2011;91:555-602.
3. Lindner R, Naim HY. Domains in biological membranes. Exp Cell Res. 2009;5:2871-8.
4. Tsui-Pierchala BA, Encinas M, Milbrandt J, Johnson EM Jr. Lipid rafts in neuronal signaling and function. TINS. 2002;25:412-7.
5. Schengrund CL. Lipid rafts: Keys to neurodegeneration. Brain Res Bull. 2010;82:7-17.
6. Catterall WA, Goldin AL, Waxman SG. International Union of Pharmacology. XXXIX. Compendium of

voltage-gated ion channels: sodium channels. Pharmacol Rev. 2003;55:575-8.
7. Lai HC, Jan LY. The distribution and targeting of neuronal voltage-gated ion channels. Nat Rev Neurosci. 2006;7:548-62.
8. Krishnan AV, Lin CSY, Park SB, Kiernan MC. Axonal ion channels from bench to bedside: A translational neuroscience perpective. Prog Neurobiol. 2009;89:288-313.
9. Judge SIV, Bever Jr, CT. 2006. Potassium channel blockers in multiple sclerosis: neuronal Kv channels and effects of symptomatic treatment. Pharmacol Ther. 2006;111:224-59.
10. Mert T. Roles of axonal voltage-dependent ion channels in damaged peripheral nerves. Eur J Pharmacol. 2007;568:25-30.
11. Siegel GJ, Albers RW, Brady ST, Price DL. Basic neurochemistry. 7th ed. San Diego: Academic Press; 2006.
12. Ávila J, Lucas JJ, Pérez M, Hernández F. Role of tau protein in both physiological and pathological conditions. Physiol Rev. 2004;84:361-84.
13. Gendron TF, Petrucelli L. The role of tau in neurodegeneration. Mol Neurodegener. 2009;4:13.
14. Liem RKH, Meesing A. Dysfunctions of neuronal and glial intermediate filaments in disease. J Clin Invest. 2008;119:1814-24.
15. Luo L. Actin citoskeleton regulation in neuronal morphogenesis and structural plasticity. Annu Rev Cell Dev Biol. 2002;18:601-35.
16. Chiu SY. Matching mitochondria to metabolic needs at nodes of Ranvier. The Neuroscientist 2011;17:343-50.

17. Kaplan BB, Gioio AE, Hillefors M, Aschrafi A. Axonal protein synthesis and the regulation of local mitochondrial function. Results Probl Cell Differ. 2009; 48:225-42.
18. Chan DC. Mitochondria: Dynamic organelles in disease, aging, and development. Cell. 2006;125:1241-52.
19. Witte ME, Geurts JJG, de Vries HE, van der Valk P, van Horssen J. Mitochondrial dysfunction: A potential link between neuroinflammation and neurodegeneration? Mitochondrion. 2010;10:411-8.
20. Baloh RH. Mitochondrial dynamics and peripheral neuropathy. Neuroscientist. 2008;14:12-8.
21. Zuchner S, Mersiyanova IV, Muglia M, Bissar-Tadmouri N, Rochelle J, Dadadli EL, et al. Mutations in the mitocondrial GTPase mitofusin 2 cause Charcot-Marie-Tooth neuropathy type 2. Nat Genet. 2004;36:449-51.
22. Park SH, Blackstone C. Further assembly required: construction and dynamics of the endoplasmic reticulum network. EMBO Reports. 2010;11:515-21.
23. Ramírez OA, Couve A. The endoplasmic reticulum and protein trafficking in dendrites and axons. Trends Cell Biol. 2011;21:219-27.
24. Tsukita S, Ishikawa H. Three-dimensional distribution of smooth endoplasmic reticulum in myelinated axons. J Electron Microsc (Tokyo). 1976;25:141-9.
25. Kurth I, Pamminger T, Hennings JC, Soehendra D, Huebner AK, Rotthier A, et al. Mutations in FAM134B, encoding a newly identified Golgi protein, cause severe sensory and autonomic neuropathy. Nature Genetics. 2009;41:1179-81.

Capítulo 4
Células de Schwann y mielina

Silvia López-Guzmán

Las células de Schwann fueron descritas a mediados del siglo XIX por el fisiólogo alemán Theodor Schwann, quien realizó sus primeras investigaciones en fibras nerviosas provenientes de la médula espinal de renacuajos jóvenes, que, posteriormente, replicó en embriones de cerdo. Observó que los axones de las fibras nerviosas periféricas se encontraban envueltos por una cubierta blanca (*markscheide*, término anteriormente acuñado por Johann E. Purkinje). Al disecar las fibras, encontró células separadas periódicamente y, en su tratado de 1839, las describió como constituyentes del nervio periférico, que una vez maduras, "secretaban" la sustancia blanca. La verdadera función de estas células permaneció desconocida por más de 100 años, hasta que Betty Ben Geren descubrió el proceso de mielinización en 1954. Durante este periodo, y desde entonces, recibieron el nombre de *células de Schwann* (figura 4.1) (1).

Las células de Schwann (CS) han adquirido en las últimas décadas una importancia e interés crecientes dada la multiplicidad de sus roles en procesos fisiológicos y fisiopatológicos del nervio periférico. Los estudios se han enfocado en su origen y diferenciación, la producción y función de la mielina, y su papel en otras funciones independientes de la mielinización, como la nutrición y sostén del axón, y la inmunomodulación de procesos inflamatorios locales. En este capítulo se tratan el desarrollo y estructura de las CS, así como las funciones de las células mielinizantes y no mielinizantes.

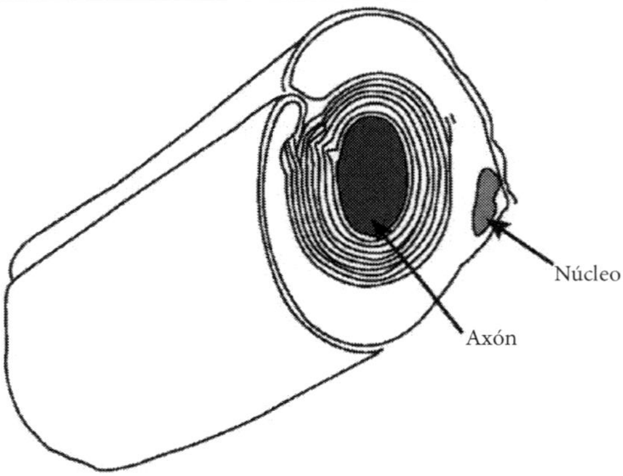

Figura 4.1. Esquema de una célula de Schwann envolviendo un axón

El linaje de la célula de Schwann

La CS, junto con los melanocitos, se deriva de la población multipotencial de las células de la cresta neural. Aunque se había pensado inicialmente que los dos tipos celulares se generaban por vías y procesos moleculares distintos, se ha visto que proceden de un progenitor común en la cresta neural: la célula precursora de la célula de Schwann (PCS) (2).

En el embrión vertebrado, múltiples tipos celulares se originan a partir de la cresta neural (CN), cuyas células surgen, en el momento de la gastrulación, de los bordes laterales de los pliegues neurales. Estas células migratorias colonizan una gran cantidad de tejidos embrionarios y luego se diferencian en neuronas y células gliales del sistema nervioso periférico (SNP), células pigmentarias (melanocitos) en la piel, y células endocrinas en las glándulas suprarrenales y tiroides. En la cabeza y en el cuello, la CN también genera células mesenquimales que forman los cartílagos craneofaciales, huesos, dermis, tejido adiposo y células musculares lisas vasculares.

Recientemente, se ha evidenciado que PCS también dan lugar a la formación de los ganglios parasimpáticos craneofaciales (3). La CN es un sistema modelo para estudiar la embriogénesis y mantenimiento del fenotipo adulto. Se han identificado células progenitoras comunes para derivados mesenquimales y células neurales/melanocíticas en la CN en su porción cefálica (4).

Las citoquinas del microambiente local determinan el destino de diferenciación de las progenitoras y células madre. La endotelina 3, por ejemplo, promueve la sobrevida, proliferación y capacidad de autorrenovación de los progenitores de las células gliales y de los melanocitos (5).

Durante el desarrollo de los nervios periféricos, las células de la CN pasan primero por una fase embrionaria dedicada a la generación de la PCS y, luego, de la CS inmadura, cuyo destino como célula mielinizante o no mielinizante no se determina en la fase embrionaria (figura 4.2) (6).

Los marcadores celulares de superficie permiten diferenciar cada una de las etapas del desarrollo. Las células de la CN expresan de manera característica Sox10, ErbB3 y P75, así como N-cadherina y el factor de transcripción AP2α. Las PCS pueden diferenciarse de las células de la CN por su

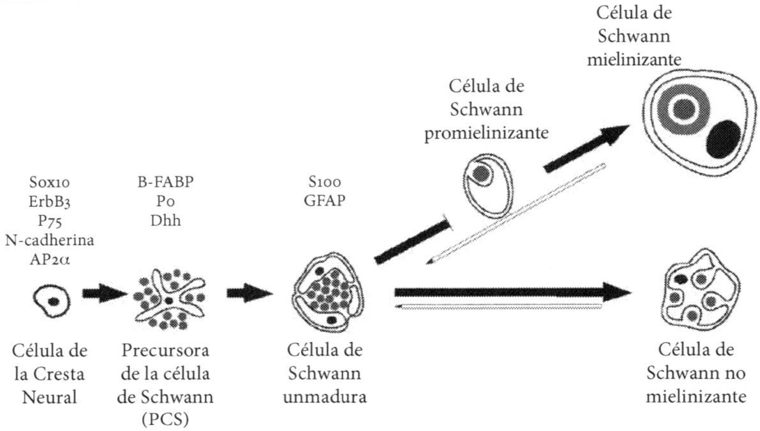

Figura 4.2. Etapas del desarrollo de las células de la cresta neural hasta la célula de Schwann, y sus marcadores celulares determinantes

expresión de la proteína ligadora de ácidos grasos específica de cerebro (B-FABP, por su sigla en inglés), la proteína cero (Po) y la proteína *desert hedgehog* (Dhh). Finalmente, las SC inmaduras se distinguen de las PCS por su expresión de la proteína S100 y de la proteína ácida fibrilar glial (GFAP) (7).

Un caso interesante es el de los tipos celulares gliales del nervio olfatorio, cuyas células de la glía envolvente intrafascicular, las que cubren el nervio en el sistema nervioso central (SNC) y en el SNP, poseen una mezcla de características fenotípicas, tanto de CS como de astrocito. Su origen es posiblemente la placoda olfatoria y no el SNC, y forman la capa *glia limitans* o glía envolvente en la zona de transición SNP-SNC. Se cree que una de las funciones de las células de la glía envolvente es la modulación del crecimiento de los axones olfatorios dentro de SNC, que probablemente está mediado por la expresión de moléculas de adhesión selectivas, moléculas de matriz extracelular y agentes quimiotácticos (8).

Eventos de señalización molecular en el desarrollo

La transición de las células de la CN a PCS, y a CS inmaduras, requerida para la maduración de las CS, necesita la acción de varias moléculas de señalización. En el caso de las células de la CN, los factores de transcripción de la familia SoxE (Sox8, Sox9 y Sox10) son los jugadores centrales que regulan su desarrollo. Sox10, en particular, participa en el desarrollo de la glía a partir de las células de la CN, en el mantenimiento de su multipotencialidad y en su supervivencia. Por otro lado, las proteínas SoxE dirigen la formación de múltiples derivados de la CN, que incluyen condrocitos, melanocitos y células del SNP, en particular las CS (9).

Además, las señales axónicas que involucran las neurregulinas son determinantes importantes de la supervivencia, proliferación y diferenciación de las PCS. Los factores de transcripción más involucrados en estas transiciones ya han empezado a ser identificados. Estos incluyen Oct-6, Krox-20, y Pax-3, pero, también, miembros de la familia hélice-bucle-hélice, Sox 10 y el factor de transcripción CREB (10).

La neurregulina-1 (NRG1) está involucrada en todas las etapas del desarrollo y diferenciación de la CS. La NRG1 tipo III es la más importante, al activar los receptores ErbB en la CS, lo que lleva a un aumento en los niveles intracelulares del fosfolípido fosfatidilinositol trifosfato (PIP3), vía PI3-quinasa. Se expresa en la superficie axónica y se considera uno de los principales mitógenos de CS derivados de los axones. La NRG1 es un factor de supervivencia para las PCS, que, a diferencia de las CS maduras, carecen de mecanismos de soporte autocrinos y dependen de señales axónicas (11). La NRG1 favorece la migración de las células de la CN, paso clave en la aparición de las PCS (12). Finalmente, la NRG1 desempeña un papel importante en la determinación de la mielinización de los axones y controla el grosor de la cubierta de mielina, como se verá más adelante.

Fenómenos de desdiferenciación y regeneración

Las CS inmaduras generan las CS mielinizantes y no mielinizantes de los nervios adultos. Cuando los axones se degeneran después de una lesión, las CS se desmielinizan, proliferan y desdiferencian para asumir un fenotipo molecular similar al de las células inmaduras, un proceso esencial para la regeneración exitosa. Se ha investigado el papel de Notch y el factor de transcripción c-Jun, tanto en el desarrollo como en casos de lesión tras la sección de nervio. *In vivo*, la señalización de Notch regula la transición de la PCS a CS, controla el tiempo de esta generación, controla la proliferación de la CS y actúa como freno a la mielinización. Notch está aumentado en nervios lesionados, en los que acelera la tasa de desdiferenciación. De la misma manera, el factor de transcripción c-Jun se requiere para la proliferación y muerte de la CS, y es inhibido por Krox-20 durante la mielinización. La sobreexpresión de c-Jun en las CS evita la mielinización, y en nervios lesionados, c-Jun se requiere para la desdiferenciación y el retorno a un estado de CS inmadura necesarios para una regeneración nerviosa apropiada. Así, tanto Notch como c-Jun son reguladores negativos de la mielinización (12).

Por otro lado, se ha visto que los axones del SNC desmielinizados, por algún factor patológico, pueden ser remielinizados por CS. Los precursores del SNC pueden dar origen a CS *in vitro* así como *in vivo* tras ser trasplantados en áreas libres de astrocitos. Esto indica que dichos precursores pueden dar lugar tanto a CS como a oligodendrocitos remielinizantes (13).

Además, el trasplante de células formadoras de mielina en el SNP, como las CS o las células de la glía envolvente olfatoria, pueden beneficiar el proceso de regeneración, por su mediación en efectos neurotróficos y neuroprotectores, gracias a la secreción de citoquinas. Las células formadoras de mielina son capaces de crear puentes para reparar el sitio de la lesión, al establecer un ambiente favorable a la regeneración axónica. Otros tipos celulares, como las células del estroma de la médula ósea (células madre mesenquimales, MSC) y células derivadas de tejido adiposo, se han estudiado también como potenciales facilitadores de la regeneración (14).

Estructura y sostén de la célula de Schwann en las fibras mielínicas

Los axones mielinizados están organizados en una serie de dominios especializados con componentes moleculares, estructurales y funciones distintas. Estos dominios, que incluyen el nodo de Ranvier, las uniones paranodales que lo flanquean, los yuxtaparanodos y el internodo, se forman como resultado de interacciones del axón con las CS mielinizantes (figura 4.3). Esta organización en dominios es esencial para la propagación del potencial de acción por conducción saltatoria y para la función e integridad del axón (15).

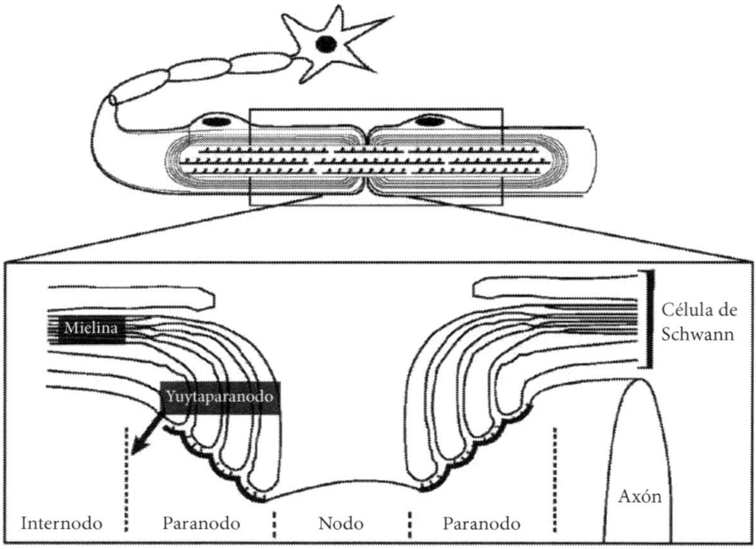

Figura 4.3. Dominios de la fibra mielínica

La CS acompaña al axón en las fibras mielinizadas, en lo que se denomina la red axón-CS, al envolver el axón para crear la cubierta de mielina. La CS desenrollada muestra una forma trapezoidal, en la que el lado más corto es la porción citoplasmática más interna que queda adyacente al axón, denominada *adaxónica*, y el lado más largo contiene el núcleo de la CS y queda en la parte más externa, que se llama región *abaxónica*. Las dos regiones se comunican gracias a los canales intracitoplasmáticos de Schmidt-Lanterman, que permiten el tráfico de metabolitos de una a otra. En la región *abaxónica*, el núcleo se ubica en la mitad, y en los extremos se observan las microvellosidades, que constituyen el borde en cepillo de la brecha nodal en el nodo de Ranvier. La mayoría de los organelos se encuentra en esta última región (figura 4.4) (16).

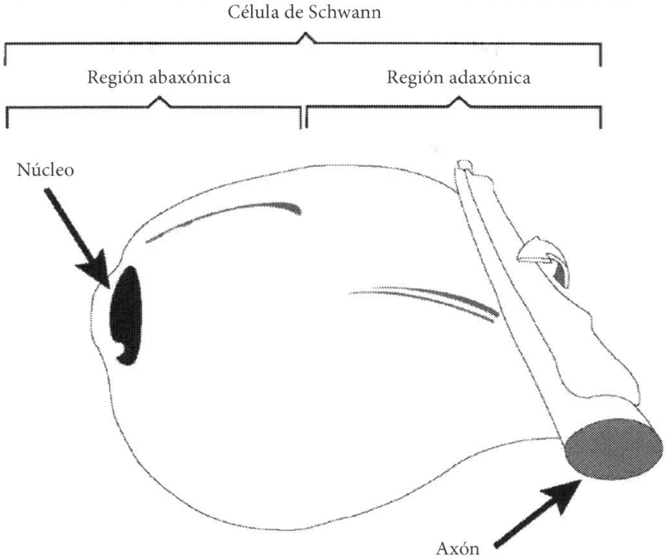

Figura 4.4. Célula de Schwann desenrollada

La CS expresa en su superficie canales de Na^+ y de K^+ de diferentes subtipos. Los canales de Na^+ son de tipo voltaje-dependientes (Nav), su actividad se encuentra disminuida en el soma durante la elaboración de la mielina y parecen redistribuirse hacia las zonas más distales para acumularse en grupos en los nodos de Ranvier. Por su baja densidad, no parece indicar que la CS sea capaz de generar potenciales de acción, y sus funciones podrían estar más relacionadas con el sostén del axón: las interacciones con los canales Nav del axón en el nodo de Ranvier le dan más estabilidad y, además, se ha sugerido que la CS podría colaborarle al axón al producir canales Nav para este y transferírselos para reducir su carga de biosíntesis.

Finalmente, se ha considerado que el flujo de Na^+ en la CS puede facilitar la recaptación de K^+, gracias a la Na^+/K^+

ATPasa presente en la CS (17). Varios mecanismos complementarios parecen estar involucrados en el ensamblaje de complejos proteicos que incluyen canales Nav en los nodos de Ranvier: 1. interacción de las moléculas de adhesión celular nodales con la matriz extracelular; 2. restricción a la movilidad de las proteínas de membrana por uniones paranodales; y 3. estabilización de grupos de canales iónicos por andamiaje del citoesqueleto axónico (18).

Existen, además, canales de K^+ de tipo voltaje-dependiente (Kv) y rectificadores de entrada (Kir) (19,20). De manera similar a los canales de Na^+, su actividad en el soma tiende a disminuir durante la mielinización. De los canales Kv, el subtipo Kv1.5 se localiza preferiblemente cerca de los nodos de Ranvier, mientras que los Kv1.1 se observan sobre todo en la zona perinuclear e intracelular. Dentro de las posibles funciones de estos canales, en primer lugar se ha postulado la hipótesis de transferencia de canales de la CS al axón; por otro lado, se cree que también pueden contribuir a la neutralización del K^+ para reducir la excitabilidad generada por el aumento de este en el espacio endoneural. Esta última función parece estar relacionada con la mielinización. En la vida neonatal, los canales de K^+ están más dispersos, en sintonía con la electrogénesis en toda la superficie axónica típica de este periodo, para luego localizarse más específicamente en cercanía de los nodos.

En último lugar, se ha examinado la posible relación entre la localización de los canales cerca al soma en la fase inicial de proliferación de la CS, que después se alejan de esta zona cuando la célula pasa de su etapa de expansión hacia la etapa de mielinización. De manera interesante, la distribución vuelve a hacerse cercana al soma en el caso de una lesión del nervio por sección (21).

La matriz extracelular desempeña un papel importante en la estructura y función de la CS. El distroglicano es un componente central del complejo distrofina-glicoproteína (DGC), que une la matriz extracelular al citoesqueleto y se expresa en una variedad de tejidos fetales y adultos. Desempeña roles diversos en el desarrollo y la homeostasis, que incluyen la formación de la membrana basal, la morfogénesis epitelial, la estabilidad de la membrana, la polarización celular y la migración de la célula. En el mantenimiento de la CS, participa en la mielinización, en particular en el sostén de la membrana abaxónica (22).

Las cubiertas de mielina presentan una estructura denominada la "unión axoglial paranodal" (PNJ), que ata la cubierta al axón en cada punta de cada segmento de mielina. Su tamaño es importante y su estructura es única. Dentro de sus funciones se encuentran: 1. Sellar la cubierta de mielina al axón para evitar escape de las corrientes de acción nodales, mientras deja un canal angosto que conecta el espacio periaxónico internodal con el espacio perinodal. Este camino representa una ruta potencial, mediante la cual los canales yuxtaparanodales e internodales pueden influenciar la actividad nodal, y permiten que la glucosa y otros metabolitos se puedan difundir desde y hasta el espacio internodal periaxónico. 2. Servir como mecanismo para mantener unos dominios axolémicos diferenciados, en y alrededor del nodo de Ranvier, al actuar como barrera al movimiento lateral de complejos de canales iónicos en el axolema, concentrar canales de sodio voltaje-dependientes en el nodo y segregar los canales de potasio voltaje-dependientes rápidos en la zona yuxtaparanodal debajo de la cubierta de mielina. 3. Unir la cubierta de mielina al axón de cada lado del nodo y, así, mantener las dimensiones nodales de cara al estrés mecánico asociado con el estiramiento y otros factores locales que podrían causar disyunción. De esta forma, se mantienen constantes el área de superficie nodal y los parámetros eléctricos esenciales para la adecuada conducción (23).

Los gangliósidos, glicoesfingolípidos cargados de ácido siálico, se expresan en gran abundancia y complejidad en el SNC, e interactuan con una lectina de unión a gangliósidos, la glicoproteína asociada con mielina (MAG). Esta unión asegura el mantenimiento óptimo de las interacciones celulares axo-mielínicas, fomenta la estabilidad de estas interacciones a largo plazo e inhibe el crecimiento axónico hacia afuera después de una lesión de nervio periférico (24).

Para mantener la integridad axónica, las células formadoras de mielina en los mamíferos requieren la expresión de algunas proteínas gliales específicas, incluyendo la fosfodiesterasa de nucleótido cíclico (CNP), la proteína proteolipídica (PLP) y la MAG; así como tener peroxisomas intactos, ninguno de los cuales es necesario para el ensamblaje de la mielina. La pérdida del soporte glial produce una degeneración axónica progresiva y posiblemente inflamación local, que probablemente contribuyen a enfermedades neuronales del SNC y del SNP (25).

El propio fenotipo de las CS mielinizadas depende del mantenimiento de las interacciones CS-axón, y la degeneración axónica lleva a la destrucción de la cubierta de mielina y la desdiferenciación de las CS a denervadas no mielinizantes (26). Por este motivo, las proteínas de anclaje, como las conexinas, la E-cadherina y las neurofascinas, cobran gran importancia. Los modelos animales han sido útiles para determinar las funciones de algunas de estas proteínas; por ejemplo, los ratones heterocigotos para Po ($Po^{+/-}$) y "knockout" para conexina 32 ($cx32^{-/-}$) semejan las formas desmielinizantes de neuropatías hereditarias como Charcot-Marie-Tooth tipo 1B y 1X, en las que se observa un aumento de los linfocitos CD8+, y de los macrófagos que se observan en contacto con las cubiertas de mielina intactas, así como con axones desmielinizados (27).

La E-cadherina, por su parte, se requiere para el adecuado establecimiento y mantenimiento del mesaxón abaxónico en las fibras mielinizadas del SNP, aunque su deficiencia no produce mayor desmielinización (28). La asociación entre catenina y E-cadherina es necesaria para la formación de uniones adherentes que estabilizan las incisuras de Schmidt-Lanterman en las CS mielinizantes (29). La N-cadherina interactúa, por su parte, con la β-catenina, le da polaridad a la CS en los sitios de interacción con el axón y, junto con la proteína Par-3, favorece el inicio oportuno de la mielinización (30).

Composición, síntesis y regulación de la mielina

La mielina compacta está formada por la envoltura en espiral de las membranas plasmáticas de la CS alrededor del axón. La mielinización es un requisito necesario para la conducción saltatoria de los potenciales de acción, pero también para el mantenimiento de la estructura axónica.

La composición de la mielina se caracteriza por gran cantidad de lípidos y proteínas, con una mayor proporción de los primeros, que alcanzan el 70 a 80% de la mielina total aislada. Aunque no hay lípidos específicos de la mielina del SNP, lo que contrasta con la presencia de proteínas específicas de la mielina, ella contiene todas las clases principales de lípidos. El colesterol representa el 20 a 30%, y se acumula de manera continua durante el desarrollo y la maduración de la mielina. Contiene fosfoglicéridos de etanolamina, así como fosfatidilcolina, y la esfigomielina se encuentra más en el SNP (10-35%) que en el SNC.

Así pues, los lípidos más abundantes de la mielina son los monogalactosilesfingolípidos, y los cerebrósidos (Gal-C) y los sulfátidos (SGal-C) representan el 14 a 26% y el 2 a 17%, respectivamente (31). Los estudios sugieren que hay un gran enriquecimiento de ácidos grasos saturados de cadena muy larga (20 a 24 carbonos) y que la mayoría de estos se encuentran presentes en los esfingolípidos, en particular, en Gal-C (32).

Aunque el contenido de lípidos en la mielina es bastante similar en el SNP y en el SNC, hay diferencias importantes en la composición proteica de la mielina. En el SNP, al menos el 60% son glicoproteínas: la proteína cero de la mielina (MPZ o Po), que corresponde al 50-60%; la proteína periférica de la mielina 22 (PMP22), 2-5%; la MAG; 1% y la E-cadherina, alrededor del 0,5%. Las proteínas básicas son: la proteína básica de la mielina (MBP), que representa el 5-15%, y la proteína P2, el 1-10%. También se encuentran otras proteínas, como la proteína proteolípida (PLP) y la conexina 32 (Cx 32), cuya proporción es menor. Las diferentes proteínas asociadas con la mielina están involucradas en actividades catalíticas, el citoesqueleto, el tráfico vesicular y la adhesión celular (33). Algunas de estas proteínas, como MBP, PLP y MAG, han mostrado una alta antigenicidad en el contexto de modelos experimentales de enfermedades autoinmunes que atacan el SNC y el SNP (34).

Las PCS viajan a lo largo del axón durante el desarrollo y requieren su contacto para garantizar su supervivencia. La CS inmadura forma la lámina basal y prolifera al formar pequeñas familias. Los axones que serán mielinizados usualmente aumentan su calibre y alcanzan una relación 1:1 con la CS inmadura, en una etapa denominada "promielina", y luego se lleva a cabo la envoltura en espiral, que culminará con la formación de uniones adherentes (tipo desmosoma) entre las capas. La envoltura se inicia con los procesos citoplasmáticos más contiguos al axón, que dan vueltas sobre este, y dejan el núcleo de la CS detrás, lo que lo relega al labio más externo de la cubierta. Tras unas cuantas vueltas se produce la compactación de la cubierta, cuando el citoplasma es exprimido hacia los giros externos. Los sitios citoplasmáticos colapsados de la CS se fusionan y forman la "línea densa mayor". El grosor de la cubierta está determinado por el calibre del axón y, en términos generales, la longitud de un internodo (una célula de Schwann) es aproximadamente 100 veces la longitud del diámetro del axón subyacente (35,36).

Existen señales axón-glía, glía-axón e incluso no axónicas o provenientes de la matriz extracelular para la regulación de la mielinización: del axón a la glía, notablemente, desempeñan papel las neurregulinas NRG1/ErbB, Notch-1, neurotrofinas, moléculas de adhesión neural, proteínas tipo nectina, purinas y neurofascina 186. La glía también envía señales a las neuronas para su regulación sobre la mielinización, mediante neurotrofinas, merlina, MAG, eritropoyetina, Lgi4, gliomedina y neurofascina 155. También se ha descrito el control por parte de componentes de la matriz extracelular, como lamininas, integrinas y distroglicano, así como el factor similar a la insulina 1, progesterona, hormonas tiroideas, semaforinas y netrinas (37).

La NRG1, al unirse con los receptores ErbB2/3, provee una señal axónica clave que regula la proliferación, migración y mielinización de la CS. La expresión diferencial de las isoformas de NRG1, su procesamiento y la localización y tráfico del receptor ErbB son pasos reguladores importantes en el control de la función de NRG1/ErbB. La unión de NRG1 a los receptores ErbB2/3 resulta en la activación de vías de señalización intracelular que involucran Shp2, ERK1/2, FAK, Rac1/Cdc42 y calcineurina, que inician los cambios en el comportamiento de la CS. Varios de estos reguladores reciben señales de Notch, integrinas o receptores asociados con proteína G (38).

La NRG1 regula la mielinización a través del control de la biosíntesis de colesterol en la CS. Los niveles altos de colesterol en la CS son un factor limitante para la producción de proteínas de la mielina y el transporte de la principal proteína de la mielina Po del retículo endoplásmico hacia la cubierta de mielina. Sorprendentemente, la elevación de los niveles de PIP3 por inactivación de la fosfatasa PTEN en las CS, en desarrollo y maduras, no genera el mismo crecimiento de mielina que se observa bajo efecto de NRG1 tipo III, pero sí causa una hipermielinización focal que empieza en las cisuras de Schmidt-Lanterman y los nodos de Ranvier. Esto indica que la transducción glial de señales pro mielinizantes necesita estar permanentemente controlada para preservar la integridad del axón mielinizado (39).

Algunos factores de crecimiento también se han visto involucrados en la mielinización de la CS. Las neurotrofinas, por ejemplo, comprenden una familia de factores de crecimiento que se expresan en una variedad de tipos celulares e influencian una serie de actividades celulares importantes en el desarrollo y el mantenimiento del sistema nervioso. Se han implicado en la modulación de señales dinámicas y complejas, que ocurren entre neuronas y células gliales, incluidas las CS en el SNP (40). En particular, el efecto de la neurotrofina 3 (NT3) y el factor neurotrófico derivado del cerebro (BDNF) se han asociado con la modulación de la mielinización (41).

Estudios previos han aportado evidencia de la transferencia desde el axón hacia la vaina de mielina de lípidos intactos y de precursores de lípidos, para su reutilización por parte de enzimas de la CS. Este fenómeno se ha confirmado mediante el uso de lípidos marcados con isótopos radioactivos. Estos resultados sugieren transferencia axo-mielínica de inositol fosfato (PI), seguida de incorporación mielínica localizada de grupos de fosfato derivados del axón a fosfatidilinositol fosfato (PIP) y fosfatidilinositol bifosfato (PIP2); estos estudios descartan el paso de proteínas del axón a la envoltura de mielina (42).

Las RhoGTPasas son interruptores moleculares que integran las señales extracelulares para realizar diversas respuestas celulares. Se sabe que las RhoGTPasas se requieren para que las CS seleccionen, envuelvan y mielinicen los axones (43).

Otras funciones de la célula de Schwann: sostén, supervivencia axónica e inmunomodulación

Tanto la biología celular como la genética murina han aportado conocimiento sobre la señalización axón-glía y la arquitectura molecular de la cubierta de mielina. Las células gliales mielinizantes poseen un papel dual, pues también soportan la integridad a largo plazo de esos axones. Esta función puede ser totalmente independiente de la función mielinizante misma, pues ciertas alteraciones de la mielina no afectan su capacidad para facilitar la conducción saltatoria del impulso eléctrico, pero sí generan una disfunción axónica (44,45).

Existen, además, indicios de la contribución de la CS en la respuesta inmune local, de igual forma independiente de la mielinización. La CS expresa moléculas del complejo mayor de histocompatibilidad tipo I (CMH I) y puede expresar moléculas de CMH II en cultivo bajo efecto de la citoquina interferón (46). Ante estrés local, la CS produce las interleuquinas IL-1 e IL-6, así como óxido nítrico, a partir de la enzima óxido nítrico sintasa inducible, que estimula así la inflamación local (47).

Células de Remak

En 1838, Robert Remak, histólogo colega de Schwann, describió unas fibras finas más delicadas que las mielinizadas, las cuales, luego se supo, correspondían a axones de nervios del sistema nervioso autónomo (48). Por esa razón, las células análogas a las CS, que envuelven parcialmente las fibras amielínicas, se conocen con el nombre de células de Remak (CR). En el SNP, muchas fibras o regiones de fibras no forman mielina. Ejemplos de estas incluyen las fibras nociceptoras tipo C, las fibras posganglionares simpáticas y las CS asociadas con las terminales nerviosas motoras en las uniones neuromusculares. Estas fibras nerviosas tienen un cierto grado de plasticidad y una capacidad de ramificación colateral que no es usual en las fibras mielínicas. Las CR tienen la capacidad de ser las primeras que responden ante la lesión o enfermedad en su alrededor (49).

Conclusiones

Las CS se originan en la cresta neural y se diferencian progresivamente, dependiendo del ambiente de citoquinas y del grado de contacto con el axón, hasta convertirse en CS (mielinizantes) y CR (no mielinizantes).

La mielina está formada por la envoltura de la CS alrededor del axón, que se produce progresivamente desde el extremo más próximo al axón, que gira de forma que queda cada vez más compacta y su núcleo queda excluido hacia el extremo más externo.

Las CS se ponen en contacto con el axón y forman una estructura particular que determina su adecuada funcionalidad: la mielina compacta recubre periódicamente el axón y los extremos de esta cubierta. En la proximidad de los nodos, las CS poseen una mielina menos compacta que contiene canales de comunicación entre sus diferentes capas, para así permitir el impulso saltatorio.

La mielina está compuesta por lípidos y proteínas. Su composición en el SNP es algo distinta a la del SNC. Los lípidos facilitan el papel de la mielina como aislante de la corriente eléctrica y las proteínas participan en diversas funciones metabólicas, estructurales y de transporte celular.

La CS tiene funciones que son independientes de la mielinización, de forma que protegen el axón, al darle sostén y asegurar la supervivencia neuronal, además de desempeñar un papel en la modulación de la respuesta inflamatoria local.

Referencias

1. Aszmann OC. The life and work of Theodore Schwann. J Reconstr Microsurg. 2000;16:291-5.
2. Adameyko I, Lallemend F. Glial versus melanocyte cell fate choice: Schwann cell precursors as a cellular origin of melanocytes. Cell Mol Life Sci. 2010;67:3037-55.
3. Espinosa-Medina I, Outin E, Picard CA, Chettouh Z, Dymecki S, Consalez GG, et al. Neurodevelopment. Parasympathetic ganglia derive from Schwann cell precursors. Science. 2014;345:87-90.
4. Le Douarin NM, Creuzet S, Couly G, Dupin E. Neural crest cell plasticity and its limits. Development. 2004;131:4637-50.
5. Dupin E, Calloni G, Real C, Gonçalves-Trentin A, Le Douarin NM. Neural crest progenitors and stem cells. C R Biol. 2007;330:521-9.
6. Jessen KR, Mirsky R. The origin and development of glial cells in peripheral nerves. Nat Rev Neurosci. 2005;6:671-82.
7. Jessen KR, Mirsky R. The Schwann cell lineage. En: Kettenmann H, Ransom BR, editors. Neuroglia. New York: Oxford University; 2004. p. 85-100.
8. Doucette R. Glial cells in the nerve fiber layer of the main olfactory bulb of embryonic and adult mammals. Microsc Res Tech. 1993;24:113-30.
9. Haldin CE, LaBonne C. SoxE factors as multifunctional neural crest regulatory factors. Int J Biochem Cell Biol. 2010;42:441-4.
10. Jessen KR, Mirsky R. Origin and early development of Schwann cells. Microsc Res Tech. 1998;41:393-402.

11. Meier C, Parmantier E, Brennan A, Mirsky R, Jessen KR. Developing Schwann cells acquire the ability to survive without axons by establishing an autocrine circuit involving insulin-like growth factor, neurotrophin-3, and platelet-derived growth factor-BB. J Neurosci. 1999;19:3847-59.
12. Mirsky R, Woodhoo A, Parkinson DB, Arthur-Farraj P, Bhaskaran A, Jessen KR. Novel signals controlling embryonic Schwann cell development, myelination and dedifferentiation. J Peripher Nerv Syst. 2008;13:122-35.
13. Blakemore WF. The case for a central nervous system (CNS) origin for the Schwann cells that remyelinate CNS axons following concurrent loss of oligodendrocytes and astrocytes. Neuropathol Appl Neurobiol. 2005;31:1-10.
14. Radtke C, Wewetzer K, Reimers K, Vogt PM. Transplantation of olfactory ensheathing cells as adjunct cell therapy for peripheral nerve injury. Cell Transplant. 2011;20:145-52.
15. Salzer JL, Brophy PJ, Peles E. Molecular domains of myelinated axons in the peripheral nervous system. Glia. 2008;56:1532-40.
16. Berthold CH, Frahler JP, King, RHM, Rydmark M. Microscopic anatomy of the peripheral nervous system. En: Dyck PJ, Thomas PK, editors. Peripheral neuropathy. 4th ed. Philadelphia: Saunders; 2005. p. 35-91.
17. Sontheimer H, Black JA, Waxman SG. Voltage-gated Na+ channels in glia: properties and possible functions. Trends Neurosci. 1996;19:325-31.
18. Susuki K, Rasband MN. Molecular mechanisms of node of Ranvier formation. Curr Opin Cell Biol. 2008; 20:616-23.

19. Konishi T. Voltage-dependent potassium channels in mouse Schwann cells. J Physiol. 1989;411:115-30.
20. Konishi T. cAMP-mediated expression of inwardly rectifying potassium channels in cultured mouse Schwann cells. Brain Res. 1992;594:197-204.
21. Chiu SY. Changes in excitable membrane properties in Schwann cells of adult rabbit sciatic nerves following nerve transection. J Physiol. 1988;396:173-88.
22. Masaki T, Matsumura K. Biological role of dystroglycan in Schwann cell function and its implications in peripheral nervous system diseases. J Biomed Biotechnol. 2010;2010:740403.
23. Rosenbluth J. Multiple functions of the paranodal junction of myelinated nerve fibers. J Neurosci Res. 2009;87:3250-8.
24. Schnaar RL, López PH. Myelin-associated glycoprotein and its axonal receptors. J Neurosci Res. 2009; 87:3267-76.
25. Nave KA, Trapp BD. Axon-glial signaling and the glial support of axon function. Annu Rev Neurosci. 2008;31:535-61.
26. Scherer SS. The biology and pathobiology of Schwann cells. Curr Opin Neurol. 1997;10:386-97.
27. Wang Ip C, Kroner A, Fischer S, Berghoff M, Kobsar I, Mäurer M, Martini R. Role of immune cells in animal models for inherited peripheral neuropathies. Neuromolecular Med. 2006;8(1-2):175-90.
28. Young P, Boussadia O, Berger P, Leone DP, Charnay P, Kemler R, Suter U. E-cadherin is required for the correct formation of autotypic adherens junctions of the outer mesaxon but not for the integrity of myelinated

fibers of peripheral nerves. Mol Cell Neurosci. 2002; 21(2):341-51.
29. Tricaud N, Perrin-Tricaud C, Brusés JL, Rutishauser U. Adherens junctions in myelinating Schwann cells stabilize Schmidt-Lanterman incisures via recruitment of p120 catenin to E-cadherin. J Neurosci. 2005; 25(13):3259-69.
30. Lewallen KA, Shen YA, De la Torre AR, Ng BK, Meijer D, Chan JR. Assessing the role of the cadherin/catenin complex at the Schwann cell-axon interface and in the initiation of myelination. J Neurosci. 2011; 31(8): 3032-43.
31. Marcus J, Popko B. Galactolipids are molecular determinants of myelin development and axo-glial organization. Biochim Biophys Acta. 2002; 1573(3):406-13.
32. Heape A, Boiron F, Cassagne, C. A developmental study of fatty acyl group contents in the peripheral nervous system of normal and trembler mice. Neurochem Pathol. 1987; 7: 157-67.
33. Jahn O, Tenzer S, Werner HB. Myelin proteomics: molecular anatomy of an insulating sheath. Mol Neurobiol. 2009; 40(1):55-72.
34. Kerlero de Rosbo N, Ben-Nun A. Experimental Autoimmune Encephalomyelitis Induced by Various Antigens of the Central Nervous System: Overview and Relevance to Multiple Sclerosis. In: Shoenfeld Y, editor. The decade of autoimmunity 1987–1997. 1st ed. Amsterdam: Elsevier Science; 1999. p. 169-77.
35. Friede RL, Beuche W. A new approach toward analyzing peripheral nerve fiber populations. I. Variance in sheath thickness corresponds to different geometric

proportions of the internodes. J Neuropathol Exp Neurol. 1985; 44(1):60-72.
36. Garbay B, Heape AM, Sargueil F, Cassagne C. Myelin synthesis in the peripheral nervous system. Prog Neurobiol. 2000; 61(3):267-304.
37. Taveggia C, Feltri ML, Wrabetz L. Signals to promote myelin formation and repair. Nat Rev Neurol. 2010; 6(5):276-87.
38. Newbern J, Birchmeier C. Nrg1/ErbB signaling networks in Schwann cell development and myelination. Semin Cell Dev Biol. 2010; 21(9):922-8.
39. Quintes S, Goebbels S, Saher G, Schwab MH, Nave KA. Neuron-glia signaling and the protection of axon function by Schwann cells. J Peripher Nerv Syst. 2010; 15(1):10-6.
40. Xiao J, Kilpatrick TJ, Murray SS. The role of neurotrophins in the regulation of myelin development. Neurosignals. 2009; 17(4):265-76.
41. Chan JR, Cosgaya JM, Wu YJ, Shooter EM. Neurotrophins are key mediators of the myelination program in the peripheral nervous system. Proc Natl Acad Sci U S A. 2001; 98(25):14661-8.
42. Ledeen RW, Golly F, Haley JE. Axon-myelin transfer of phospholipids and phospholipid precursors. Labeling of myelin phosphoinositides through axonal transport. Mol Neurobiol. 1992; 6(2-3):179-90.
43. Feltri ML, Suter U, Relvas JB. The function of RhoGTPases in axon ensheathment and myelination. Glia. 2008; 56(14):1508-17.
44. De Jonghe P, Timmerman V, Ceuterick C, Nelis E, De Vriendt E, Löfgren A, Vercruyssen A, Verellen C, Van Maldergem L, Martin JJ, Van Broeckhoven C. The

Thr124Met mutation in the peripheral myelin protein zero (MPZ) gene is associated with a clinically distinct Charcot-Marie-Tooth phenotype. Brain. 1999; 122 (Pt 2):281-90.
45. Nave KA. Myelination and support of axonal integrity by glia. Nature. 2010; 468(7321):244-52.
46. Armati PJ, Pollard JD, Gatenby P. Rat and human Schwann cells in vitro can synthesize and express MHC molecules. Muscle Nerve. 1990; 13(2):106-16.
47. Bonetti B, Valdo P, Ossi G, De Toni L, Masotto B, Marconi S, Rizzuto N, Nardelli E, Moretto G. T-cell cytotoxicity of human Schwann cells: TNFalpha promotes fasL-mediated apoptosis and IFN gamma perforin-mediated lysis. Glia. 2003; 43(2):141-8.
48. Remak R. Observationes Anatomicae et Microscopicae de Systematis Nervosi Structura. Berlin, Sumptibus et Formis Reimerianis, 1838.
49. Griffin JW, Thompson WJ. Biology and pathology of nonmyelinating Schwann cells. Glia. 2008; 56(14): 1518-31.

Capítulo 5
Desarrollo del nervio periférico

CARLOS MORENO B.

Las fibras que conforman el nervio periférico son, fundamentalmente, axones de neuronas que se localizan en las astas anteriores de la médula espinal para el caso de las fibras motrices eferentes, y dendraxones de neuronas de los ganglios de la raíz dorsal. También se pueden hallar axones de neuronas de los ganglios del sistema nervioso autónomo, especialmente simpáticas (ramos comunicantes grises o fibras posganglionares), y axones de neuronas, simpáticas o parasimpáticas, localizadas en las astas laterales de la médula espinal (ramos comunicantes blancos o fibras preganglionares).

El estudio del desarrollo del sistema nervioso en general y, en particular, el del desarrollo de los axones, ha cobrado gran importancia en la neurociencia durante las últimas décadas, gracias a los avances de la biología molecular y de la genética. Deben destacarse, sin embargo, los estudios pioneros de Santiago Ramón y Cajal y de Ross G. Harrison, sobre el desarrollo del cono de crecimiento de los axones. El primero de ellos, Ramón y Cajal, histólogo español, el más importante investigador del sistema nervioso y ganador del

Premio Nobel en 1906, hizo en 1890 la primera descripción de los conos de crecimiento, les dio ese nombre y sugirió su función (1). Por su parte, Harrison, embriólogo estadounidense, diseñó un método para observar al microscopio tejidos vivos en cultivo. Gracias a ello, en 1910, al colocar porciones de tubo neural embrionario en cultivo, pudo ver, a través del microscopio, el movimiento y los cambios de forma de los conos de crecimiento (2).

Los experimentos de Roger Sperry, iniciados a mediados del siglo XX y realizados con axones de los nervios ópticos en anfibios, mostraron de manera evidente que los movimientos del cono axónico son dirigidos por factores externos al axón. Sperry propuso la existencia de un gradiente de concentración química que guiaba el cono desde las células periféricas hasta su objetivo final (3). Actualmente, se han identificado diversas señales químicas, y aun eléctricas, que se encargan de la señalización y orientación para llevar a los axones de manera precisa hasta sus células blanco.

En este capítulo se revisan las características del cono de crecimiento, así como las señales y demás aspectos relacionados con el crecimiento y desplazamiento de los axones durante el proceso de desarrollo.

El cono de crecimiento

El crecimiento de los axones se debe básicamente al movimiento anterógrado de los conos de crecimiento. Estos son porciones móviles, especializadas, de los extremos de los axones en desarrollo que exploran el ambiente extracelular y dirigen el crecimiento del axón en una dirección dada. Morfológicamente, se caracterizan por una expansión laminar de la punta del axón, denominada *lamelipodio*, a partir de la cual se extienden pequeños filamentos conocidos como *filopodios*, que rápidamente crecen y desaparecen a la manera de pequeños dedos que exploran el ambiente inmediato del axón (figura 5.1) (4).

Los conos de crecimiento tienen morfologías variadas y se desplazan con diferentes velocidades en diferentes partes de su recorrido (5,6). Los conos de los axones pioneros tienen varios filopodios activos y pocos lamelipodios, mientras que los conos de los axones que siguen a los pioneros tienen menos filopodios y presentan forma cónica, más simple. Cuando los conos llegan a puntos clave a lo largo de su recorrido, en los que deben cambiar su dirección, se tornan más complejos.

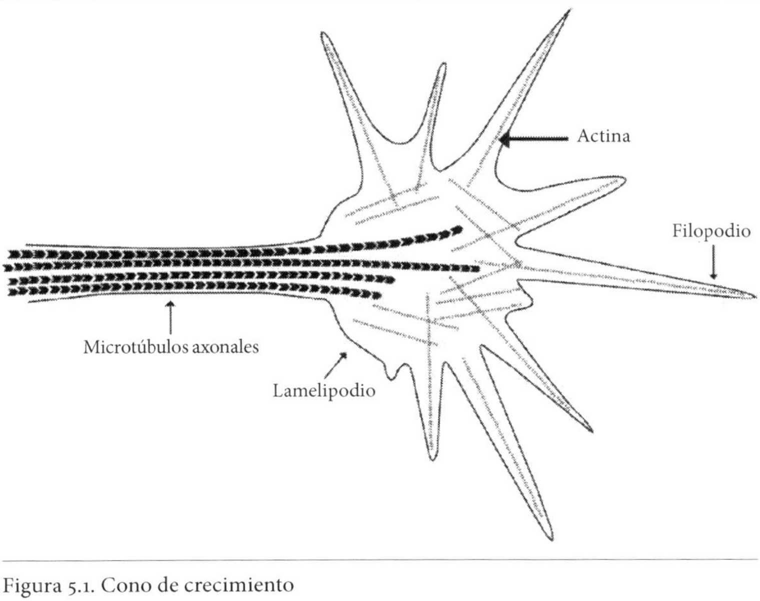

Figura 5.1. Cono de crecimiento

Un cono de crecimiento está constituido por un dominio central rico en microtúbulos, elementos necesarios para el crecimiento del axón, y por un dominio periférico rico en filamentos de actina, que tiene un papel importante en el proceso de guía y dirección del recorrido en respuesta a estímulos extrínsecos (7,8). La actina es el principal componente molecular de los filamentos intracelulares localizados en los lamelipodios y en los filipodios. Por su parte, la tubulina es el principal componente de los microtúbulos que se encuentran localizados siguiendo la dirección del eje axónico. La polimerización y la despolimerización de la actina determinan la dirección del movimiento del cono, mediante la generación de fuerzas locales; mientras que la polimerización y la despolimerización de la tubulina en los microtúbulos consolidan la dirección del movimiento del cono y estabilizan el eje axónico (4).

A medida que el cono avanza, va dejando tras de sí una porción de axón recién formada, gracias a que se incorpora nuevo material en el axón, como se ha podido demostrar experimentalmente. Principalmente, se agregan nuevas glicoproteínas en un proceso dependiente de calcio, que posiblemente depende de la fusión de vesículas internas con la superficie del cono de crecimiento (9); además, en las puntas de los conos de crecimiento se agregan filamentos de actina y microtúbulos (10).

El crecimiento del axón se lleva a cabo mediante tres procesos: protrusión, engrosamiento y consolidación. La *protrusión* es el crecimiento de nueva membrana, en los bordes del cono de crecimiento, debido a la polimerización de actina filamentosa (actina-F). El *engrosamiento* es el resultado del transporte en los microtúbulos de organelas y vesículas hacia las regiones periféricas, y la *consolidación* se debe a la contracción y estabilización de la porción proximal del cono en un axón cilíndrico, junto con el movimiento bidireccional de las vesículas y de las organelas (11).

Los conos de crecimiento tienen la capacidad de detectar información de su ambiente, y con base en ello, seleccionar su ruta a medida que avanzan en un medio físico y químico complejo. Experimentalmente, se ha podido observar que los axones en desarrollo requieren un soporte mecánico, pero el crecimiento y la guía de los axones dependen principalmente de factores moleculares. Así, se han podido identificar varias proteínas en la matriz extracelular que son fundamentales para estos procesos, unas son secretadas y se pueden difundir para actuar a corta o larga distancia, y otras son transmembranales y no son difusibles.

En primer lugar, están bien definidas cuatro importantes familias de proteínas que funcionan como señales de orientación, conocidas como "señales canónicas": netrinas, semaforinas, *slits* y efrinas (10). Otras moléculas, conocidas en otros contextos, que también funcionan como guías neuronales, incluyen factores neurotróficos y moléculas de adhesión celular (CAM, por sus siglas del inglés). Estas proteínas pueden actuar como atrayentes o repelentes; es decir, dirigen los axones hacia estructuras definidas o les impiden llegar a regiones inadecuadas (10).

Netrinas

Las netrinas son una familia de proteínas extracelulares relacionadas con la laminina, tienen alrededor de 600 aminoácidos y funcionan como guías químicas de los axones durante el desarrollo del sistema nervioso. Inicialmente, fueron identificadas en embriones de pollo como factores importantes para la guía de axones comisurales de la médula espinal, que se proyectan desde la porción dorsal hasta las células de la lámina del piso en la porción ventral (12). Reciben su nombre por la palabra sánscrita *netr*, que significa "el que guía". Estas proteínas son homólogas de la proteína UNC-6 del nematodo *Caenorhabditis elegans* (13) y se conservan genéticamente en especies tan diversas como anémonas de mar, moscas de la fruta, ratas, ratones y *H. sapiens*. El gen *Unc*, que codifica para la proteína UNC, fue denominado así por la palabra inglesa *uncoordinated* (descoordinado), que describe el comportamiento de gusanos mutantes, debido al desarrollo de axones mal orientados por falta de la proteína (4).

Aunque las netrinas fueron descritas inicialmente como moléculas con función de atracción del cono de crecimiento, posteriormente se ha visto que, en algunos casos, también tienen capacidades de repulsión de una o de diversas poblaciones celulares durante el desarrollo, por lo que se les puede considerar como unas verdaderas moléculas bifuncionales (14).

En el humano se han identificado tres netrinas secretadas (netrinas 1, 3 y 4) y dos netrinas de membrana ligadas con glicosilfosfatidilinositol (GPI) (netrinas G1 y G2) (14). Los receptores para las netrinas secretadas pertenecen a dos familias: la familia DCC (DCC y neogenina), por su nombre en inglés *deleted in colorectal cancer*, y la familia UNC (UNC5A, UNC5B, UNC5C y UNC5D) (figura 5.2). Por su parte, las netrinas ligadas con GPI funcionan mediante su unión con los ligandos G de netrina (NGLs) NG-L y NGL-2, conocidos también como LRRC4C y LRRC4, respectivamente, que pertenecen a una familia de proteínas transmembrana diferentes a las de las netrinas secretadas (15).

Como ya se mencionó, hay evidencia de que las netrinas funcionan como una señal quimiotrópica que guía el crecimiento de los axones en el sistema nervioso central de vertebrados; pero, además, las netrinas secretadas regulan la ramificación de los axones, su inervación y, posiblemente, la sinaptogénesis (15).

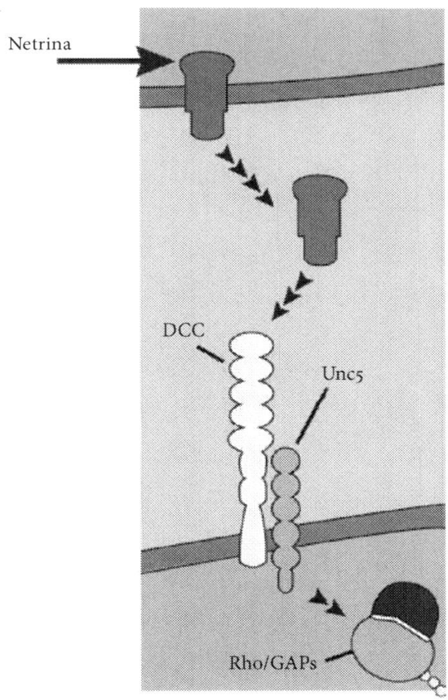

Figura 5.2. Netrina y sus receptores DCC y Unc5

Las netrinas y sus receptores también se expresan en otros tejidos diferentes al sistema nervioso, como pulmón, páncreas, glándula mamaria y endotelio vascular, en el que desempeñan un papel similar, al regular el desarrollo y la adhesión celular (16-19).

Semaforinas

Las semaforinas constituyen una gran familia de proteínas, tanto secretadas como transmembrana, de amplia distribución filogenética, que cumplen funciones de guía del axón. La primera semaforina identificada, la semaforina 1a, es una proteína necesaria para la orientación de axones sensoriales en las extremidades de embriones de saltamontes, que originalmente recibió el nombre de fasciclina IV, por el nombre del anticuerpo monoclonal que definió su patrón de expresión neuronal (20).

Las semaforinas son más de 20 proteínas, tanto secretadas como transmembrana, que comparten un dominio conservado de 500 aminoácidos, denominado el dominio *sema*. Se dividen en 8 clases, con base en la similitud de su secuencia y la organización estructural: 1, 2, 3, 4, 5, 6, 7 y V (21). Las clases 1 y 2 se encuentran en invertebrados, y la clase V, en virus. Las clases 3 a 7 corresponden a las semaforinas de los vertebrados. Las semaforinas de la clase 3 (Sema 3) son las que tienen un papel más importante en la guía de los axones. Se han descrito 7 miembros de esa familia (Sema 3A a Sema 3G), y todos actúan como señales de guía para el crecimiento de los axones (22). Precisamente, una semaforina secretada de la clase 3, SEMA-3A, llamada inicialmente colapsina-1, fue la primera que se identificó en vertebrados, gracias a su capacidad para inducir la parálisis y el colapso de los conos de crecimiento axónicos en neuronas sensoriales *in vitro* (23). Inicialmente se consideró que las semaforinas tenían solamente funciones repulsivas, pero se ha establecido que son bifuncionales y pueden tener efectos tanto repulsivos como atrayentes.

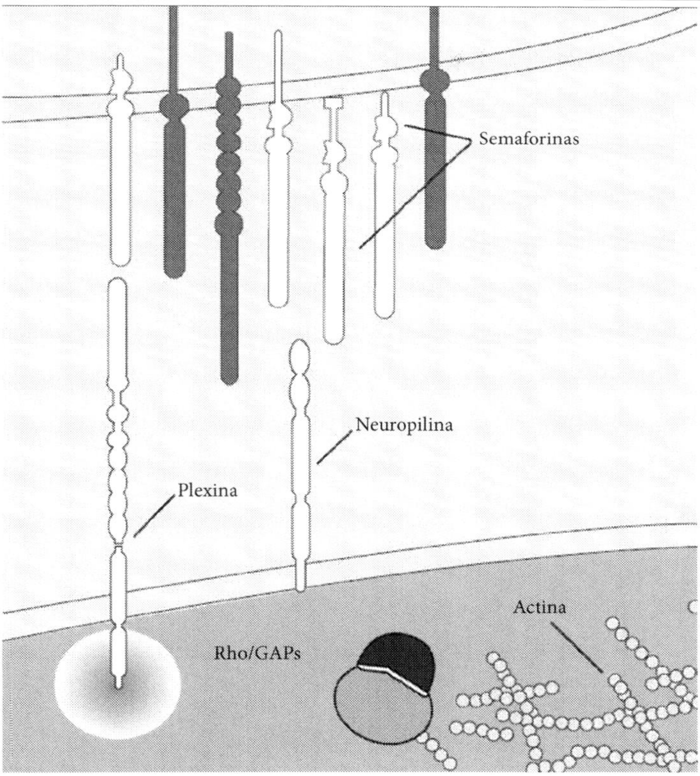

Figura 5.3. Semaforinas y su receptor neuropilina

Las SEMAs 3 tienen como receptores selectivos a dos miembros de la familia de las neuropilinas, la neuropilina-1 (NRP-1) y la neuropilina-2 (NRP-2). Estas son glucoproteínas transmembrana que se localizan de manera exclusiva en los conos de crecimiento y en los axones, pero no en los somas neuronales (24). Las neuropilinas funcionan como correceptores, y debido a que tienen un dominio citoplasmático muy pequeño (40 aminoácidos), forman un complejo holorreceptor activo, con un receptor plexina para transducir sus señales a lo largo de la membrana celular (25), en el que las neuropilinas forman el dominio de unión y las plexinas, el dominio de transducción (figura 5.3) (26).

Slits

Las *slits* son unas proteínas secretadas de gran tamaño, multifuncionales, que fueron identificadas inicialmente como repelentes axónicos en *Drosophila* y en vertebrados. En estos últimos, además, tienen funciones estimulantes de la ramificación de los axones y en la migración neuronal (12). Se han encontrado tres *slits* en vertebrados (*slits* 1-3). Sus funciones de repulsión son mediadas por receptores de la familia Robo, que son miembros de la superfamilia de las inmunoglobulinas (25). Los nombres de *slits* y de sus receptores Robo fueron dados por los fenotipos de mutantes de *Drosophila* en las que primero se identificaron. Estas proteínas son importantes para impedir que los axones que han cruzado la línea media regresen a su posición anterior, y, posiblemente, lo hacen suprimiendo la sensibilidad de los axones a la netrina (4). Por lo anterior, es escaso su papel en el crecimiento de los nervios periféricos.

Efrinas

La subfamilia más grande de receptores de tirosina quinasas es la familia Eph, y sus ligandos se conocen como efrinas (en inglés, *ephrins*). El nombre Eph fue dado por la línea celular en la que se aisló su primer integrante: *erythropoietin-producing human hepatocellular carcinoma cell line*, y el nombre de sus ligandos (*ephrins*) como una abreviatura de *Eph family receptor interacting proteins* (27).

Las efrinas son proteínas asociadas con la membrana celular, que suministran información posicional a las células: dirigen la migración celular, contribuyen a determinar los límites entre tejidos y desempeñan un papel en la guía de los axones durante el desarrollo. Además, participan en el control de la homeostasis celular, y es posible que en casos patológicos estén relacionadas con el desarrollo de algunas formas de cáncer.

Los receptores Eph se subdividen en dos clases: los EphA, que se unen de manera preferencial a los ligandos efrina-A, que a su vez están unidos con el glicosilfosfatidilinositol (GPI), y los EphB, que se unen con los ligandos efrina-B, que son proteínas transmembrana, aunque hay evidencia de comunicación cruzada entre ellos (figura 5.4). Se han descrito ocho clases de efrinas A, seis clases de efrinas B, cinco clases de receptores Eph A y tres clases de receptores EphB (12). La interacción efrina/Eph desencadena señales bidireccionales complejas que modulan la adhesión y la repulsión celular, principalmente mediante la reorganización de la actina del citoesqueleto (28).

Factores neurotróficos

Los factores neurotróficos son un conjunto de familias de factores de crecimiento, polipeptídicos, implicados en el desarrollo y la supervivencia de diversas clases de neuronas.

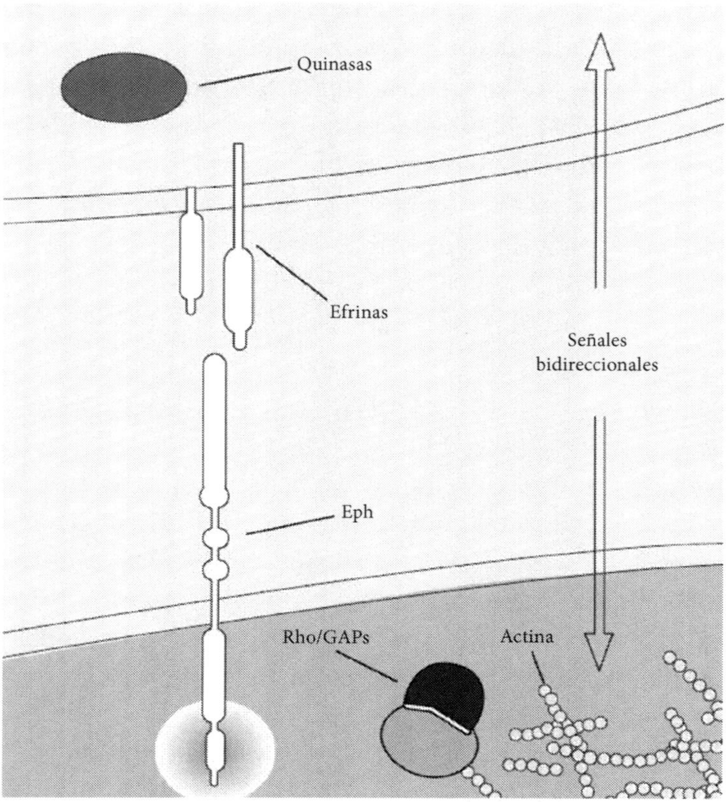

Figura 5.4. Efrinas y su receptor Eph

Estas sustancias se hallan en vertebrados, pero no se han encontrado en invertebrados, como *Drosophila* o *Caenorhabditis elegans*. La familia más estudiada en relación con su papel en el desarrollo de los axones de los nervios periféricos es la de las neurotrofinas, integrada en mamíferos por el factor de crecimiento neural (NGF), el factor neurotrófico derivado del cerebro (BDNF), la neurotrofina 3 (NT-3) y la neurotrofina 4 (NT-4), también conocida como neurotrofina 4/5.

Las neurotrofinas estimulan la formación de filopodios en los conos de crecimiento (29) y actúan gracias a su unión con receptores de tirosina quinasas (Trk), que son glucoproteínas con pesos moleculares que oscilan entre 140 y 145 kDa. Se conocen tres tipos de Trk: TrkA, que es el receptor para NGF; TrkB, receptor para BDN y NT-4; y TrkC, receptor para NT-3, aunque se ha descrito alguna superposición entre ellos (30). Otro receptor descrito para las neurotrofinas es el p75, un miembro de la familia de los receptores del factor de necrosis tumoral, que se une con todas ellas sin especificidad alguna (figura 5.5). Este receptor ha sido implicado en procesos de apoptosis. Sin embargo, los dos tipos de receptores pueden interactuar para colaborar o para inhibir sus acciones neurotróficas, de tal modo que el desarrollo y la supervivencia de las neuronas depende del juego funcional de las señales generadas por Trk y p75 (31).

NGF fue la primera neurotrofina purificada e identificada como una sustancia capaz de permitir la supervivencia en cultivos de neuronas simpáticas y sensoriales periféricas. Posteriormente, mediante inyecciones anti-NGF se evidenció que también era importante para mantener la supervivencia *in vivo* de neuronas simpáticas (32). NGF se sintetiza en los órganos "blanco" de las neuronas simpáticas y sensitivas, donde es captada por los terminales axónicos mediante un proceso de endocitosis con participación de sus receptores, y luego es transportada al soma neuronal para realizar sus funciones. Las señales de las neurotrofinas, que se inician en las porciones distales de los axones, son necesarias y suficientes para lograr la prolongación distal de los axones, mientras que las solas señales del NGF en los somas neuronales no pueden producir ese crecimiento (33). Actualmente, se sabe que NGF puede ser sintetizada en casos de lesiones de nervios periféricos en otras células no neuronales, como mastocitos, fibroblastos y células de Schwann (30).

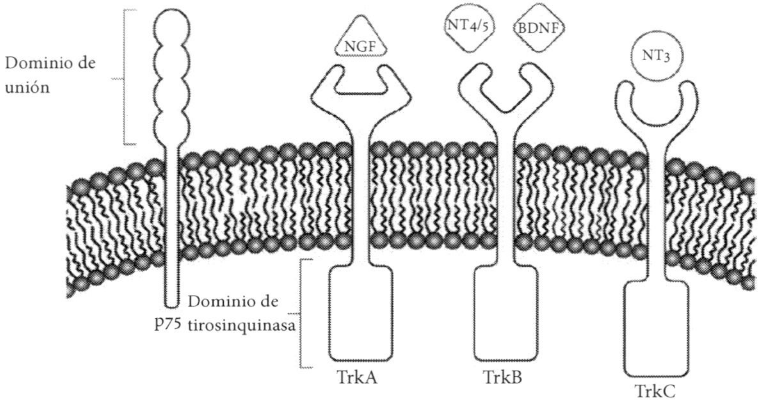

Figura 5.5. Receptores de neurotrofinas

Nota: cada neurotrofina se une específicamente con un receptor de tirosina quinasa (TrkA, TrkB, o TrkC). El receptor p75 se une a todas las neurotrofinas. NGF: factor de crecimiento neural; BDNF: factor neurotrófico derivado del cerebro; NT3: neurotrofina 3; NT4/5: neurotrofina 4/5.

Otra familia de factores neurotróficos implicada en el crecimiento axonal es la familia del factor neurotrófico derivado de la glía (GDNF). Esta familia incluye, además del GDNF, los polipéptidos neurturina, artemina y persefina. Estos ligandos actúan en unión con un complejo receptor constituido por una subunidad común, la Ret tirosina quinasa, y un receptor de la familia GDFN (GFRa) ligado con el glicosilfosfatidilinositol (GPI). Se conocen cuatro miembros de la familia GFRa: GFRa1, GFRa2, GFRa3 y GFRa4, que sirven como receptores preferenciales para GDFN, neurturina, artemina y persefina, respectivamente. Se tienen evidencias, por estudios en sistema nervioso autónomo, de que los miembros de la familia GDNF son importantes para promover, *in vivo*, el crecimiento de axones, tanto simpáticos como parasimpáticos; también se ha establecido su papel esencial en la regulación, *in vivo*, de axones motores en la invasión y ramificación dentro de sus músculos de destino (34).

Moléculas de adhesión celular

Las moléculas de adhesión celular (CAM, por sus siglas del inglés) son glucoproteínas de la superficie celular, no difusibles, que intervienen en la adhesión entre células, y entre estas y la matriz extracelular. Dichas proteínas actúan en las superficies celulares, en las que interactúan de dos maneras: con moléculas idénticas (interacción homofílica) o con moléculas diferentes (interacción heterofílica), que se expresan en la superficie celular opuesta o en la matriz extracelular (35).

En el sistema nervioso se hallan tres grupos principales: integrinas, cadherinas y miembros de la superfamilia de las inmunoglobulinas (Ig) (36), que promueven, en cultivo, el crecimiento axonal. De ellas, las cadherinas dependen de calcio, mientras que las otras no lo requieren para su funcionamiento.

La primera CAM en ser identificada fue la molécula de adhesión celular neural (NCAM), que pertenece a la superfamilia de las inmunoglobulinas y al parecer se expresa en todas las neuronas y células gliales de los vertebrados (37).

Conclusiones

El desarrollo de los nervios periféricos se logra gracias a una zona especializada que se halla en el extremo del axón:

el cono de crecimiento. Esta estructura explora el ambiente extracelular y dirige el crecimiento del axón en una dirección determinada, para establecer conexiones con sus estructuras blanco.

Las investigaciones recientes han permitido descubrir que los axones en desarrollo requieren un soporte mecánico, pero su crecimiento y guía dependen principalmente de factores moleculares. Hay varias proteínas en la matriz extracelular que son fundamentales para estos procesos, unas son secretadas y pueden difundir para actuar a corta o larga distancia, y otras son transmembranales y no difusibles. Están bien definidas cuatro importantes familias de proteínas que funcionan como señales de orientación y son conocidas como "señales canónicas": netrinas, semaforinas, *slits* y efrinas. Otras moléculas, conocidas en otros contextos, que también funcionan como guías neuronales, incluyen factores neurotróficos y moléculas de adhesión celular (CAM). Estas proteínas pueden actuar como atrayentes o como repelentes; es decir, dirigen los axones hacia estructuras definidas o les impiden llegar a regiones inadecuadas.

Referencias

1. Ramón y Cajal S. A quelle époque apparaissent les expansions des cellules nerveuses de la moelle épiner du poulet. Anatomische Anzeiger. 1890;5:609-13.
2. Harrison R. The outgrowth of the nerve fiber as a mode of protoplasmic movement. J Exper Zoology. 1910;9:787-846.

3. Sperry RW. Chemoaffinity in the orderly growth of nerve fiber patterns and connections. Proc Natl Acad Sci USA. 1963;50:703-10.
4. Purves D, Augustine GJ, Fitzpatrick D, Hall WC, LaMantia AS, McNamara JO, et al. (Eds). Neuroscience. 4th ed. Sunderland, Mass.: Sinauer Associates; 2008.
5. Tosney KW, Landmesser LT. Growth cone morphology and trajectory in the lumbosacral region of the chick embryo. J Neuroscience. 1985;5:2345-58.
6. Bovolenta P, Mason C. Growth cone morphology varies with position in the developing mouse visual pathway from retina to first targets. J Neuroscience. 1987; 7:1447-60.
7. Conde C, Cáceres A. Microtubule assembly, organization and dynamics in axons and dendrites. Nat. Rev. Neurosci. 2009;10:319-32.
8. Dent EW, Gertler FB. Cytoskeletal dynamics and transport in growth cone motility and axon guidance. Neuron. 2003;40;209-27.
9. Hollenback PJ, Bray D. Rapidly transported organellaes containing membrane and cytoskeletal components: their relation to axonal growth. J Cell Biology. 1987;105:2827-35.
10. Sanes DH, Reh TA, Harris WA. Development of the nervous system. 3rd ed. Burlington, MA: Academic Press; 2012.
11. Dent EW, Gupton SL, Gertler FB. The growth cone cytoskeleton in axon outgrowth and guidance. Cold Spring Harb Perspect Biol. 2011;3:a001800.
12. Squire LR, Berg D, Bloom FE, du Lac S, Ghosh A, Spitzer NC. Fundamental Neuroscience. 3rd ed. Burlington, MA: Academic Press, 2008.

13. Serafini T, Kennedy TE, Galko MJ, Mirzayan C, Jessell YM, Tessier-Lavigne M. The netrins define a family of axon outgrowth-promoting proteins homologous to C. Elegans UNC-6. Cell. 1994;708;409-24.
14. De Castro F. Moléculas quimiotrópicas como mecanismo de orientación del crecimiento axonal y de la migración neuronal durante el desarrollo del sistema nervioso de los mamíferos. Rev Neurol. 2001;33:54-68.
15. Sun KLW, Correia JP, Kennedy TE. Netrins: versatile extracellular cues with diverse functions. Development. 2011;138:2153-69.
16. Srinivasan K, Strickland P, Valdes A, Shin GC, Hinck L. Netrin-1/neogenin interaction stabilizes multipotent progenitor cap cells during mammary gland morphogenesis. Dev. Cell. 2003;4:371-82.
17. Yebra M, Montgomery AM, Diaferia GR, Kaido T, Silletti S, Perez B, et al. Recognition of the neural chemoattractant Netrin-1 by integrins alpha6beta4 and alpha3beta1 regulates epithelial cell adhesion and migration. Dev. Cell. 2003;5:695-707.
18. Liu Y, Stein E, Oliver T, Li Y, Brunken WJ, Koch M, et al. Novel role for Netrins in regulating epithelial behavior during lung branching morphogenesis. Curr. Biol. 2004;14:897-905.
19. Epting D, Wendik B, Bennewitz K, Dietz CT, Driever W, Kroll, J. The Rac1 regulator ELMO1 controls vascular morphogenesis in zebrafish. Circ. Res. 2010;107:45-55.
20. Kolodkin AL, Matthes D, O'Connor T, Patel NH, Admon A, Bentley D, et al. Fasciclin IV: Sequence, expression, and function during growth cone guidance in the grasshopper embryo. Neuron. 1992;9:831-5.

21. Semaphorine Nomenclature Committee. Unified nomenclature for the semaphorins/collapsins. Cell. 1999;97:551-2.
22. Derijck AAHA, Van Erp S, Pasterkamp RJ. Semaphorin signaling: molecularswitches at the midline.Trends Cell Biol. 2010;20:568-76.
23. Luo Y, Raible D, Raper JA. Collapsin: a protein in brain that induces the collapse and paralysis of neuronal growth cones. Cell. 1993;75:217-27.
24. Fujisawa H, Kitsukawa T, Kawakami A, Takagi S, Shimizu M, Hirata T. Roles of a neuronal cell-surface molecule, neuropilin, in nerve fiber fasciculation and guidance. Cell Tissue Res. 1997;290:465-70.
25. Kolodkin AL, Tessier-Lavigne M. Mechanisms and molecules of neuronal wiring: A primer. Cold Spring Harb Perspect Biol. 2011;3:a001727.
26. De Castro F. Chemotropic molecules: Guides for axonal pathfinding and cell migration during CNS development. News Physiol Sci. 2003;18:130-6.
27. Eph Nomenclature Committee. Unified nomenclature for Eph family receptors and their ligands, the ephrins. Eph Nomenclature Committee. Cell. 1997;90:403.
28. Parrinello S, Napoli I, Ribeiro S, Digby PW, Fedorova M, Parkinson DB, et al. EphB signaling directs peripheral nerve regeneration through Sox2-dependent Schwann cell sorting. Cell. 2010;143:145-55.
29. Gallo G, Lefcort FB, Letourneau PC. The trkA Receptor mediates growth cone turning toward a localized source of nerve growth factor. J Neurosc. 1997;17:5445-54.
30. Huang EJ, Reichardt LF. Neurotrophins: Roles in neuronal development and function. Annu Rev Neurosci. 2001;24:677-736.

31. Kaplan DR, Miller FD. Neurotrophin signal transduction in the nervous system. Curr Opin Neurobiol. 2000;10:381-91.
32. Levi-Montalcini R. The nerve growth factor 35 years later. Science. 1987;237:1154-62.
33. Zweifel LS, Kuruvilla R, Ginty DD. Functions and mechanisms of retrograde neurotrophin signalling. Nature Rev Neurosci. 2005;6:615-25.
34. Markus A, Patel TD, Snider WD. Neurotrophic factors and axonal growth. Curr Opin Neurobiol. 2002;12:523-31.
35. Siegel GJ, Albers RW, Brady ST, Price DL. Basic Neurochemistry. 7th ed. Burlington, MA: Academic Press; 2006.
36. Kiryushko D, Bock E, Berezin V. Pharmacology of cell adhesion molecules of the nervous system. Curr Neuropharmacol. 2007;5:253-67.
37. Edelman GM. Modulation of cell adhesion during induction, histogenesis, and perinatal development of the nervous system. Ann Rev Neurosci. 1984;7:339-77.

Capítulo 6
Conducción nerviosa

Carlos Moreno B.

La principal función de los axones de los nervios periféricos es generar y conducir información, en forma de potenciales de acción (PA); por ello, las alteraciones de la conducción son determinantes en la fisiopatología de diversas neuropatías heredadas y adquiridas. La génesis y la conducción de PA es una función compleja, y si bien se considera que los PA son señales binarias o digitales del tipo todo o nada, recientemente se han obtenido indicios experimentales de que su forma y la liberación de los neurotransmisores pueden ser modificados por factores como la frecuencia de los PA y cambios en el potencial subumbral de membrana (1,2). Además, se ha sugerido que los axones tienen capacidades computacionales que les permiten integrar potenciales sinápticos y señalar eventos tanto análogos como digitales (3).

En este capítulo se revisan los mecanismos de producción del potencial de acción, su conducción en fibras mielínicas y en fibras amielínicas, el registro extracelular de los potenciales de acción de nervio, sus valores normales y algunos fundamentos de fisiopatología relacionados con las alteraciones de la conducción eléctrica en el nervio.

Génesis del potencial de acción

El PA es una despolarización súbita de la membrana celular que tiene una duración muy breve (figura 6.1); en los nervios periféricos se debe a la activación de canales de *sodio voltaje-dependientes* (Nav) que transducen el voltaje en una entrada de iones de sodio a la célula. Esta corriente iónica inicial despolariza aún más la membrana y lleva a la apertura de más Nav, hasta que todos los canales de esa parte de la membrana se abren y llevan la membrana a su máxima fase de despolarización. A medida que los Nav se abren, comienzan a inactivarse y la corriente de ingreso de sodio disminuye rápidamente, con la consiguiente repolarización de la membrana. En estudios experimentales de axones gigantes de calamar, los canales de *potasio voltaje-dependientes* (Kv) desempeñan un papel importante en la fase de repolarización, pero en axones de mamíferos su participación es menor (4). Los PA son señales eléctricas que se transmiten desde su sitio de origen hasta los terminales axónicos en la periferia y, también, se propagan en sentido retrógrado hasta las dendritas, al parecer para dar información de retroalimentación (5).

El segmento inicial del axón

Segmento inicial del axón (SIA) es el nombre que recibe una región especializada del axón, localizada cerca del soma neuronal, a la que se le han asignado dos funciones importantes: ser el sitio de iniciación de los potenciales de acción y, además, funcionar como una barrera molecular para el transporte axónico (6).

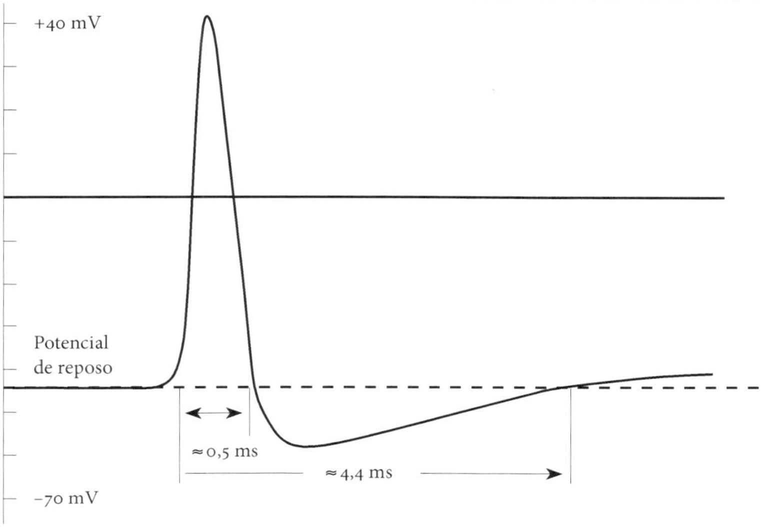

Figura 6.1. Potencial de acción en un axón gigante de calamar

En los axones de las motoneuronas, el SIA es un subdominio del axolema en el que se integran los potenciales somato-dendríticos y se generan los PA, gracias a la existencia de una alta densidad de canales de sodio voltaje-dependiente.

Posiblemente, en las neuronas del sistema nervioso autónomo hay porciones de axolema que cumplen la misma función, pero no se tiene la evidencia experimental. Por otra parte, la génesis de PA en las neuronas sensitivas tiene lugar en las terminales periféricas de los dendraxones, donde se integran los potenciales generadores de los receptores de sensibilidad y, también, hay una alta densidad de Nav.

El axolema del SIA posee una alta densidad de Nav, aproximadamente 150 canales por μm^2 (7), que lo convierte en una región altamente excitable, y su extensión y localización pueden ser modificadas por la actividad neuronal, con el fin de controlar la excitabilidad axónica (8).

Durante el desarrollo de los axones mielinizados, inicialmente, se expresan canales Nav 1.2, pero cuando ocurre la mielinización, gradualmente son reemplazados por canales Nav 1.6, mientras que en los SIA de las fibras amielínicas se encuentran canales de tipo Nav 1.2 (9,10). En los nodos de Ranvier predominan canales Nav 1.6, mientras que en las terminales axónicas se hallan canales Nav 1.2 (11).

En los axones mielinizados, los PA se inician en el SIA, cuya localización varía entre 15 y 40 µm del soma (12). En los axones amielínicos, la zona de iniciación se ha localizado entre 20 y 40 µm de distancia del cono axónico (13,14). No se sabe la razón de esta variación, pero se ha propuesto que puede deberse a la distribución heterogénea de los canales de sodio y de potasio, o a la existencia de zonas ectópicas para la iniciación de los PA.

Conducción de los potenciales de acción

En los axones motores, el PA, luego de iniciarse, se propaga retrógradamente hacia el árbol dendrítico neuronal, en forma pasiva, con la consiguiente disminución progresiva de su amplitud, hasta desaparecer; mientras que, a la vez, se propaga anterógradamente de una manera activa, con una velocidad constante a lo largo del axón, sin disminución de su amplitud. Esto se debe a que en los axones amielínicos, el PA se reinicia en cada punto del axolema, y en los axones mielinizados se reinicia en cada nodo de Ranvier (figura 6.2) (4).

Por su parte, los PA generados en las terminales de las fibras sensitivas se propagan retrógradamente en forma activa, tanto en las fibras mielínicas como en las amielínicas. En todos los casos mencionados, la propagación de los

PA en condiciones fisiológicas es unidireccional, ya que al generarse por activación de los canales de sodio voltaje-dependientes, estos pasan a un estado de inactivación que ocasiona un periodo refractario, el cual impide que la conducción se realice bidireccionalmente.

La velocidad de conducción de los PA depende de la capacitancia de la membrana y de la resistencia del axoplasma; por consiguiente, del diámetro del axón. En las fibras mielinizadas, también depende del grosor de la mielina, en relación con el diámetro del axón, y de la distancia internodal. En las fibras mielinizadas, la velocidad es directamente proporcional a su diámetro; mientras que en las amielínicas, la velocidad es proporcional a la raíz cuadrada de su diámetro. A su vez, la velocidad de conducción y el umbral eléctrico son inversamente proporcionales, de tal modo que los axones de mayor diámetro y de mayor velocidad tienen menor umbral al estímulo eléctrico, y, por consiguiente, son más fácilmente excitados que los axones más delgados y de menor velocidad de conducción (15).

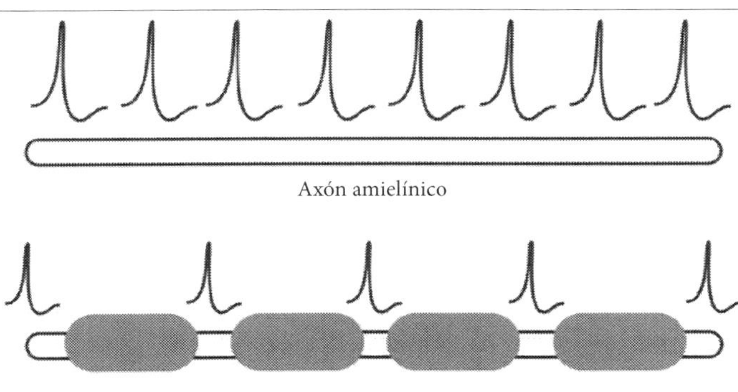

Figura 6.2. Conducción de los potenciales de acción (a) en una fibra amielínica y (b) en una fibra mielinizada

Tipos de fibras nerviosas

Las fibras nerviosas periféricas se pueden clasificar en tres tipos, dependiendo de sus características electrofisiológicas: A, B y C. Las A corresponden a las fibras mielinizadas somáticas, aferentes o eferentes. Las B son los axones mielinizados, eferentes, preganglionares de los nervios autónomos. Dichas fibras son histológicamente similares a las A más delgadas, pero se distinguen electrofisiológicamente de estas últimas por carecer de un potencial ulterior negativo. Finalmente, las fibras C carecen de una lámina de mielina visible en la microscopía de luz. Se dividen en dos grupos: s.C y d.r.C. Las s.C son axones posganglionares simpáticos, que tienen potenciales ulteriores negativo y positivo notorios. Las d.r.C son las fibras aferentes amielínicas de los nervios periféricos y de las raíces dorsales que carecen de potenciales ulteriores negativos.

Medición de la velocidad de conducción en nervios

La medición de la velocidad de conducción de los PA en los nervios periféricos *in vivo* es un estudio paraclínico de uso frecuente, que se realiza mediante electrodos de superficie o de aguja, que registran los PA de las fibras sensitivas o motrices del nervio, generados por estímulos eléctricos. Gracias a este procedimiento se registran los PA del nervio en cuestión; así, se obtiene una sumatoria de los PA en un momento dado en forma de una onda bi- o trifásica, dependiendo de la distancia entre los electrodos de registro, conocida como potencial de acción del nervio o potencial de acción compuesto (PAC) (figura 6.3).

La mayoría de los aparatos de registro utilizados actualmente solo permiten registrar los PA de las fibras A de los nervios, que son las de mayor velocidad (figura 6.4). Esto tiene el inconveniente de que la actividad de las fibras C no se detecta, por lo que en casos de neuropatías de fibras delgadas, los registros de velocidad de conducción de los nervios pueden ser informados como normales.

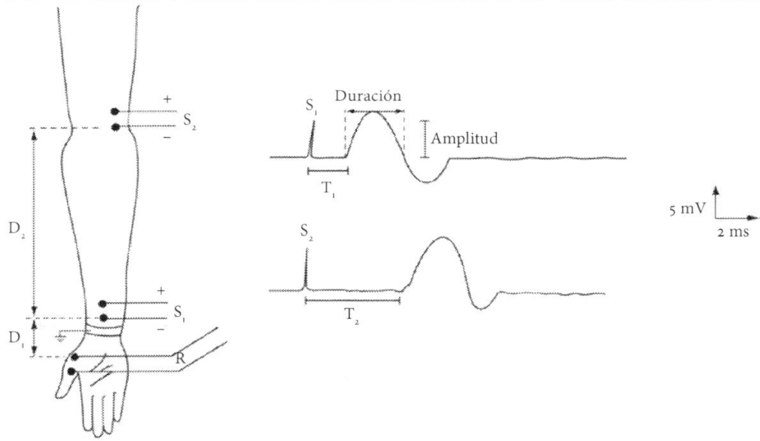

Figura 6.3. Medición de la velocidad de conducción de las fibras motoras en el nervio mediano

Nota: S1 y S2: sitios de estimulación con electrodos proximales y distales. R: sitio de registro en el músculo abductor corto del pulgar. T1 y T2: latencias. La velocidad de conducción se calcula como D2/T2-T1, en metros por segundo.

Mediante estos estudios se pueden examinar la velocidad de conducción y la amplitud del potencial de las fibras nerviosas motrices y sensitivas, producido luego de una estimulación eléctrica, pero no el de las fibras del sistema simpático. También se pueden identificar zonas de lesiones focales de los nervios (16).

Para la evaluación de la velocidad de conducción de las fibras motoras se debe estimular eléctricamente el nervio motor y registrar el PAC en el músculo correspondiente. De esta manera, se puede medir la latencia terminal; es decir, el tiempo transcurrido entre el estímulo y la iniciación de la respuesta, que incluye el tiempo necesario para la conducción del potencial desde el sitio de estimulación hasta la zona de la placa terminal y el tiempo necesario para la activación muscular. Para obtener la velocidad de conducción motriz del segmento analizado, es necesario hacer un registro similar, al estimular otro punto a diferente distancia y calcular esta nueva latencia. Así, al tener las diferencias en longitud de los sitios estimulados y la diferencia entre las latencias terminales respectivas, podremos aplicar la clásica fórmula de velocidad: longitud/tiempo (figura 6.3).

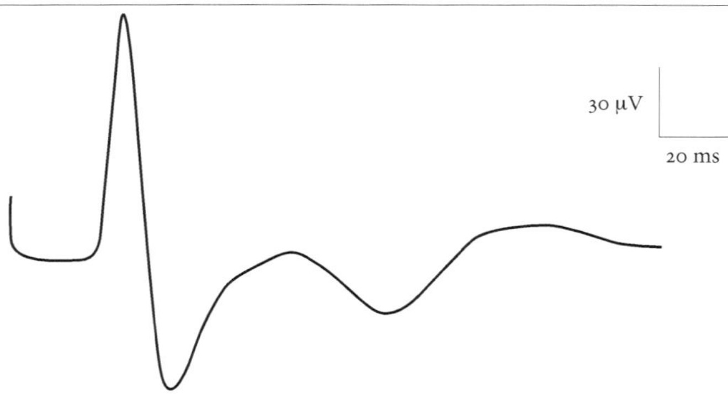

Figura 6.4. Potencial de acción compuesto sensitivo del nervio mediano, registrado en el segundo dígito

La medición de las velocidades de conducción sensorial es técnicamente más difícil. La estimulación puede ser distal y su registro, proximal (conducción ortodrómica), o viceversa (conducción antidrómica). El registro se hace directamente en el nervio sensorial, y el potencial registrado es muy pequeño respecto al que se registra en el caso de las fibras motrices. La velocidad se obtiene mediante un cálculo similar al mencionado para las fibras motrices (figura 6.5).

Las velocidades de conducción de los nervios disminuyen con la edad y con la reducción de la temperatura corporal; por ello, es deseable que cada laboratorio de electrofisiología tenga sus valores estándar. Sin embargo, hay tablas que indican valores "normales" ajustados para las diferentes edades.

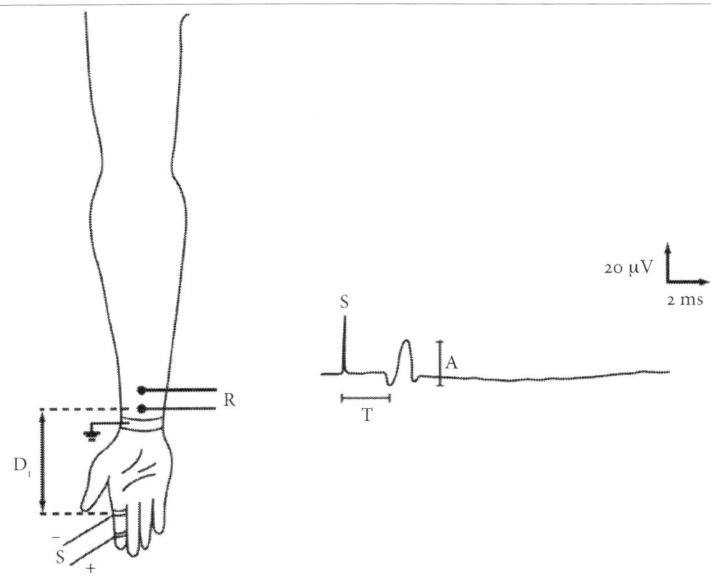

Figura 6.5. Estudio de velocidad de conducción de fibras sensitivas en el nervio mediano

Nota: S: electrodos de estimulación. R: sitio de registro. D: distancia entre el sitio de estímulo y el sitio de registro. T: latencia. A: amplitud del potencial.

Conclusiones

Una importante función del nervio periférico es la transmisión de señales en forma de potenciales de acción, desde o hacia el soma neuronal. Para la producción de esas señales son necesarios canales de sodio voltaje-dependientes, que se acumulan en mayor cantidad en el segmento inicial del axón. Además, para un adecuado control de la duración y frecuencia de los potenciales de acción, se requiere la participación de canales de potasio voltaje-dependientes, pues ellos son responsables, en mayor medida, de la fase de repolarización.

La velocidad y el gasto energético de la conducción de los potenciales de acción en el axolema son diferentes en los axones mielínicos y en los amielínicos, pues la cubierta de mielina hace que la localización y la activación de los canales de sodio ocurra solamente en los nodos de Ranvier, a diferencia de lo que sucede en las fibras amielínicas, donde esos canales están localizados en toda la superficie del axolema.

La medición de la velocidad de conducción de los nervios periféricos es un procedimiento sencillo y de gran utilidad en el estudio clínico de las neuropatías, pero debe tenerse en cuenta que la mayoría de los equipos electrónicos disponibles actualmente no permite la medición de la velocidad de conducción de las fibras amielínicas.

Referencias

1. Shu Y, Hasenstaub A, Duque A, Yu Y, McCormick DA. Modulation of intracortical synaptic potentials by presynaptic somatic membrane potential. Nature. 2006;441:761-5.
2. Kole MHP, Letzkus JJ, Stuart GJ. Axon initial segment Kv1 channels control axonal action potential waveform and synaptic efficacy. Neuron. 2007;55:633-47.

3. Alle H, Geiger JRP. Combined analog and action potential coding in hippocampal mossy fibers. Science. 2006;311:1290-3.
4. Hammond C. Cellular and molecular neurophysiology. 3rd ed. Burlington. MA: Academic Press; 2008.
5. Stuart G, Spruston N, Sakmann B, Häusser M. Action potential initiation and backpropagation in neurons of the mammalian CNS. Trends Neurosci. 1997;20:125-31.
6. Grubb MS, Burrone J. Building and maintaining the axon initial segment. Curr Opin Neurobiol. 2010; 20:481-8.
7. Kole MH, Ilschner SU, Kampa BM, Williams SR, Ruben PC, Stuart GJ. Action potential generation requires a high sodium channel density in the axon initial segment. Nat Neurosci. 2008;11:178-86.
8. Gründemann J, Häusser M. A plastic axonal hot spot. Nature. 2010;465:1022-3.
9. Boiko T, Rasband MN, Levinson SR, Caldwell JH, Mandel G, Trimmer JS, et al. Compact myelin dictates the differential targeting of two sodium channel isoforms in the same axon. Neuron. 2001;30:91-104.
10. Boiko T, Van Wart A, Caldwell JH, Levinson SR, Trimmer JS, Matthews G. Functional specialization of the axon initial segment by isoform-specific sodium channel targeting. J Neurosci. 2003;23:2306-13.
11. Debanne D, Campanac E, Bialowas A, Carlier E, Alcaraz G. Axon physiology. Physiol Rev. 2011;91:555-602.
12. Palmer LM, Stuart GJ. Site of action potential initiation in layer 5 pyramidal neurons. J Neurosci. 2006; 26:1854-63.

13. Meeks JP, Mennerick S. Action potential initiation and propagation in CA3 pyramidal axons. J Neurophysiol. 2007;97:3460-72.
14. Schmidt-Hieber C, Jonas P, Bischofberger J. Action potential initiation and propagation in hippocampal mossy fibre axons. J Physiol. 2008;586:1849-57.
15. Ruch TC, Patton HD, Woodbury JW, Towe AL. Neurophysiology. 2nd ed. Philadelphia/London: W.B. Saunders Company; 1965.
16. Gevirtz C. Review of clinical nerve function studies and imaging: Part I. Topics in pain management. 2011; 26:1-7.

Capítulo 7
Transporte axónico

Carlos Moreno B.

Las motoneuronas inferiores, las neuronas de los ganglios de las raíces dorsales y las de los nervios pares craneales, junto con las neuronas de los ganglios del sistema nervioso autónomo, poseen axones o dendraxones largos que forman los nervios periféricos. En los axones no se encuentran ribosomas, lo cual hace necesario que desde los somas neuronales se suministren proteínas y organelas a todo lo largo de esas fibras para asegurar su crecimiento y su adecuado funcionamiento. Se requiere un mecanismo que transporte dichas sustancias y las organelas fabricadas en el citoplasma del soma, así como un sistema que permita un correcto reciclaje de los materiales periféricos, degradados o envejecidos.

Estas funciones se realizan en los axones gracias a un mecanismo conocido globalmente como *transporte axónico* o *flujo axoplásmico*. Este sistema de transporte es necesario para la vitalidad celular, el crecimiento y mantenimiento de axones y dendritas, la conducción de los impulsos nerviosos, y el aporte y liberación de neurotransmisores en las terminales nerviosas.

Hace más de cien años, algunos investigadores mencionaron la posibilidad de la existencia de ese mecanismo, pero solamente a finales de la Segunda Guerra Mundial se tuvieron las primeras evidencias de ese proceso y, posteriormente, con la utilización de marcadores radioactivos y el avance en técnicas de imágenes que permiten la observación *in vivo* del transporte de organelas —como mitocondrias y lisosomas— en varias especies animales, ha sido posible obtener un conocimiento avanzado de ese mecanismo y de las consecuencias patológicas de su alteración.

En este capítulo se revisan algunos elementos históricos sobre el avance en el conocimiento del transporte axónico, los aspectos fisiológicos y moleculares de los distintos tipos de transporte, y el papel que desempeñan sus alteraciones en la génesis de algunas neuropatías.

Recuento histórico

Posiblemente, Erasístrato de Chios (310-250 a. de C.) fue el primero en sugerir que los nervios eran una especie de canales por los que fluían hacia la periferia los *espíritus animales*, provenientes de los ventrículos cerebrales, a través de la médula espinal (1). Esta idea fue seguida por Galeno, en el siglo II, quien utilizó el término *pneuma psíquico* para referirse a los espíritus animales. Posteriormente, Descartes, en el siglo XVII, también consideró que el control del cuerpo se debía al movimiento de los espíritus animales que fluían por un gran número de pequeños tubos huecos dentro de los nervios:

> [...] si deseamos comprender cómo puede esta máquina ser excitada por los objetos que impresionan los órganos de los sentidos, de modo que mueva de otras mil formas todos sus miembros, debe pensarse que los pequeños filamentos que, como he explicado, provienen de la parte más interna del cerebro y componen la médula de sus nervios, están compuestos de tal manera en todas las partes que sirven como órgano de algún sentido, que puede ser muy fácilmente movidos por los objetos de los sentidos; así mismo, aunque no sean movidos sino con una pequeña intensidad, tiran en ese instante de las partes del cerebro de donde provienen y, por el mismo medio, se provoca la abertura de las entradas de ciertos poros que están en la superficie interna de su cerebro. A través de los mismos, los espíritus animales situados en las concavidades del cerebro se ponen rápidamente en movimiento para dirigirse por esos poros hacia los nervios y los músculos, que sirven para realizar en esta máquina movimientos en todo iguales a los que nosotros estamos naturalmente inclinados cuando nuestros sentidos son estimulados de igual forma. (2)

En el siglo XVIII, los espíritus animales habían sido superados por la propuesta de un fluido nervioso que, según Von Haller, era de "una naturaleza acuosa y albuminosa común a la mayoría de los jugos del cuerpo humano, y puede así ser considerado fácilmente como el jugo de los nervios" (3).

Las descripciones de los hallazgos microscópicos secundarios a las degeneraciones de las fibras nerviosas luego de su sección o aplastamiento (4,5), especialmente la cromatolisis de los somas neuronales, llevaron a F. H. Scott a estudiar ese fenómeno. Él encontró que se trataba de partículas formadas por un *nucleoproteido*, que más adelante se identificaría como ácido ribonucleico (ARN). Al encontrarlas parecidas al material granular de las células glandulares secretorias, planteó la hipótesis de que las neuronas eran verdaderas células secretoras y afirmó: "en el cuerpo de las células nerviosas se forma una sustancia a partir del núcleo y de los cuerpos de Nissl que pasa gradualmente hacia las fibras nerviosas; y también la estimulación de otras células por una fibra nerviosa es producida por el paso de algo de esta sustancia a la célula sobre la cual actúa la fibra" (6). Unos años más tarde, G. H. Parker observó que el flujo de salida de la sustancia originada en las células del ganglio de la raíz dorsal se dividía en dos direcciones, una hacia la periferia y otra central, hacia el asta dorsal medular; así, propuso que podía tratarse de una secreción enzimática transportada mediante las neurofibrillas (7).

A finales de la Segunda Guerra Mundial, Paul A. Weiss y Hallowell Davis investigaron en ratas la posibilidad de utilizar segmentos de arterias como guías para facilitar la regeneración de nervios seccionados. En esos estudios observaron que la adrenalina de la circulación producía una contracción de la pared arterial que ocasionaba una compresión parcial de los nervios (8). Cuando se mantenía esa compresión por 8 a 13 días, la porción proximal a la zona de constricción del nervio se dilataba hasta tres veces más que el diámetro normal del nervio, y se consideró que la hinchazón se debía a un represamiento del axoplasma (9). A partir de ello, Weiss calculó que el axoplasma se desplazaba como una columna semisólida a una velocidad de 1 a 3 mm/día.

Más recientemente, Lubinska y colaboradores (10) elaboraron el concepto de transporte anterógrado y retrógrado. Los investigadores colocaron dos ligaduras en el nervio ciático de un perro y analizaron el contenido de la acetilcolinesterasa en cortes del nervio hechos en el segmento localizado entre las ligaduras. Los investigadores observaron que la enzima se acumulaba en el nivel de ambas ligaduras.

En la actualidad, se sabe que el transporte axónico es un proceso de doble vía que requiere energía dependiente de adenosin trifosofato (ATP), con varios componentes que se desplazan a diferentes velocidades de acuerdo con los elementos transportados. Además, es necesaria la presencia de, al menos, dos familias de proteínas que funcionan como motores para ese transporte: cinesinas y dineínas.

Transporte axónico anterógrado

Mediante la utilización de marcadores radioactivos inyectados de manera directa en el asta anterior de la médula espinal de gatos, en cercanías de las motoneuronas en el nivel L7, se pudo observar el desplazamiento del marcador a lo largo de las raíces anteriores, a una velocidad de 4,5 mm/día (11). Otros estudios, en ratas, con aminoácidos marcados con tritio revelaron su transporte en el nervio ciático con un flujo estimado de 1 mm/día (12), lo que confirmó la existencia de un transporte anterógrado lento (figura 7.1). Posteriormente, con inyecciones de aminoácidos marcados, en el ganglio de la raíz dorsal L7, se logró determinar la existencia de un flujo rápido, con velocidades de 17 mm/hora o 420 mm/día (13).

Por lo anterior, se considera que el transporte axónico anterógrado puede dividirse en: 1. un componente rápido (con velocidades entre 200 y 400 mm/día); 2. un componente intermedio o lento tipo *b* (Scb), con velocidades entre 2 y 10 mm/día, y 3. Un componente lento tipo *a* (Sca), con una velocidad de aproximadamente 1 mm/día.

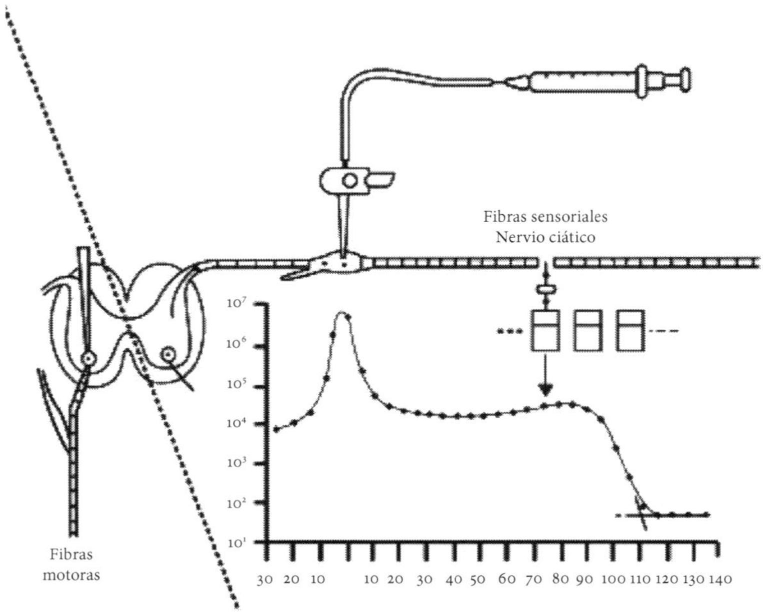

Figura 7.1. Técnica utilizada para el registro del transporte axónico rápido

Nota: mediante una pipeta dotada de un micromanipulador (M) se inyectó leucina marcada en el ganglio (G) de la raíz dorsal L7 de un gato. El marcador se incorporó a proteínas que se desplazaban en sentido anterógrado. Para medir la velocidad del transporte se extrajo el nervio ciático y se hicieron cortes de este cada 3 a 5 mm. DR: raíz dorsal, VR: raíz ventral, CPM: cuentas de radioactividad por minuto.

Transporte axónico anterógrado rápido

El transporte axonal anterógrado rápido se realiza a lo largo de los microtúbulos axónicos a una velocidad de 200 a 400 mm/día. La velocidad varía con la temperatura local, pero es similar en las fibras mielínicas y amielínicas, tanto en fibras motoras como sensitivas, y en especies animales de diferentes tamaños y edades.

Con técnicas de video de microscopía se ha logrado observar que el transporte se lleva a cabo mediante vesículas que tienen entre 40 y 60 nm de diámetro, provenientes del aparato de Golgi, que se asocian con los microtúbulos mediante brazos de 25 a 30 nm de longitud (14). Los estudios ultraestructurales han mostrado que el material transportado incluye muchas vesículas pequeñas, estructuras tubovesiculares y vesículas de núcleo denso. Gracias a este mecanismo se transportan proteínas necesarias para la renovación de membranas, precursores de neurotransmisores peptídicos y enzimas requeridas para su síntesis (15).

Transporte axónico anterógrado lento

Elementos del citoesqueleto axónico (microtúbulos, neurofilamentos y microfilamentos) y proteínas del citosol, como las enzimas de la glicólisis, son transportados a lo largo de los axones por un sistema que tiene una velocidad que varía entre 0,17 y 8,6 mm/día (15). Durante el desarrollo y la regeneración de los axones, este proceso cumple la función de suministrar el axoplasma necesario para su crecimiento, y en las neuronas maduras permite la renovación permanente de las proteínas axónicas y de sus terminales. También, sirve como un sustrato para el transporte axónico, tanto anterógrado como retrógrado.

Como se mencionó atrás, se considera que el transporte lento tiene dos componentes: Sca y Scb. Sca comprende principalmente las proteínas del citoesqueleto que forman los neurofilamentos y los microtúbulos, mientras que Scb incluye un grupo heterogéneo de polipéptidos, como actina, *clathrina* y tubulina, e incluso enzimas del metabolismo intermediario.

Los mecanismos del transporte anterógrado lento son menos conocidos que los del transporte rápido, debido a dificultades técnicas. Se sabe que el proceso es dependiente de energía y requiere un citoesqueleto axónico intacto, especialmente de los microtúbulos, pues su alteración mediante fármacos bloquea el transporte lento, mientras que el desacople experimental de los neurofilamentos no altera ese transporte (16).

Transporte retrógrado

La ligadura de un nervio que transporta proteínas, marcadas radioactivamente, muestra casi de inmediato acumulación de radioactividad en la porción proximal de la ligadura y, luego de un tiempo, acumulación de radioactividad en la porción distal a la ligadura (17), que se explica, esta última, por transporte retrógrado. Los análisis bioquímicos han mostrado que las proteínas acumuladas, en ambos lados, son similares (18).

El transporte retrógrado retorna materiales, en endosomas, desde la periferia del axón hasta el cuerpo celular, y así, al parecer, cumple funciones de retroalimentación (*feed-back*) para el control de la actividad metabólica del soma; además, permite el reciclaje de elementos que deben ser renovados o eliminados. Por otra parte, mediante este mecanismo se pueden captar sustancias exógenas como factores tróficos y de crecimiento necesarias para el crecimiento y desarrollo de los axones, por ejemplo, el factor de crecimiento neural (NGF); pero ello también hace posible el ingreso al sistema nervioso de agentes virales, como el virus de la rabia o el del herpes simple, y proteínas extrañas como la toxina tetánica.

Por esta vía también ha sido posible utilizar marcadores y colorantes para el estudio de las vías neuroanatómicas, como la peroxidasa del rábano picante (*horseradish*).

El transporte retrógrado se realiza a velocidades que oscilan entre 150 y 300 mm/día (19) y se parece al transporte anterógrado rápido en varios aspectos: su velocidad también depende de la temperatura local, el suministro de oxígeno y la integridad de los microtúbulos. Sin embargo, hay diferencias importantes: las proteínas motrices necesarias para su funcionamiento son las dineínas, a diferencia de las cinesinas, utilizadas en el transporte anterógrado, y las vesículas y materiales transportados retrógradamente son más grandes (100 nm a 300 nm) que los transportados anterógradamente (14).

Transporte mitocondrial

Un caso especial de transporte axónico es el transporte de mitocondrias. Como estas organelas son sintetizadas y degradadas en los somas neuronales, deben ser transportadas y ubicadas en sitios definidos a lo largo de los axones (segmento inicial, nodos de Ranvier y sinapsis); por lo tanto, este proceso representa un desafío importante para las neuronas.

Las mitocondrias tienen sistemas propios de transporte anterógrado y retrógrado. El anterógrado se realiza a velocidades que oscilan entre 10 y 40 mm/día, razón por la cual algunos investigadores consideran que se trata de un tipo de transporte de velocidad intermedia. Por otra parte, también se ha observado el movimiento retrógrado de mitocondrias con signos de degeneración como parte del transporte axónico retrógrado general.

Motores moleculares para el transporte axónico

Para el transporte de materiales a lo largo de los axones se han identificado tres superfamilias de proteínas que cumplen la función de motores moleculares: las de cinesina, dineína y miosina (20). Estas proteínas se asocian con las vesículas transportadas principalmente mediante proteínas adaptadoras o de unión.

Superfamilia cinesina

La superfamilia cinesina es una familia de proteínas motrices (KIF) dependientes de los microtúbulos. En el humano se han identificado 45 genes, que conforman 3 grupos mayores de proteínas, según la posición de su dominio motor dentro de la molécula: N-KIF si se halla en el extremo amino terminal; M-KIF, si se encuentra en la parte media de la molécula, y C-KIF, si se halla en el extremo carboxilo terminal. Cinesina (KIF5) es la más abundante de su familia y está distribuida en neuronas y en células no neuronales. Se trata de una ATPasa soluble asociada con los microtúbulos (MAP), que acopla la hidrólisis del ATP con el movimiento unidireccional de las vesículas a lo largo del microtúbulo, desde el extremo *minus* (-) hacia el extremo *plus* (+), y por ello se cree que es la responsable del transporte anterógrado. Estructuralmente, es un homodímero que tiene dos cadenas pesadas idénticas asociadas con dos cadenas ligeras (figura 7.2). Se considera que la interacción con las membranas se realiza por medio de las cadenas ligeras y el terminal carboxilo de las cadenas pesadas (15).

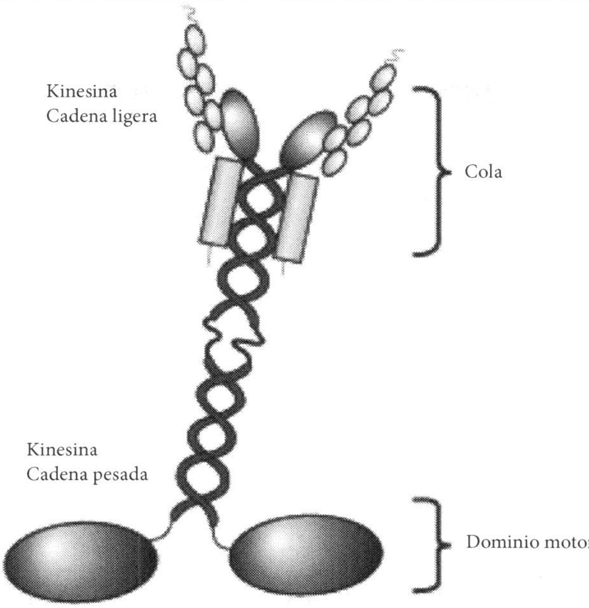

Figura 7.2. Estructura de la Cinesina 1

En el caso del transporte anterógrado de las mitocondrias, se requiere que una proteína mitocondrial denominada *milton* interactúe con *miro*, una GTPasa mitocondrial tipo Rho. Este complejo proteico une la cadena pesada de cinesina con la cadena ligera independiente, y así se logra el movimiento anterógrado (figura 7.3) (20,21).

Superfamilia dineína

Las proteínas de esta familia son mecanoenzimas que se mueven a lo largo de los microtúbulos, mediante la hidrólisis del ATP. Constituyen dos grupos: dineínas citoplasmáticas y dineínas ciliares. La dineína citoplasmática es una

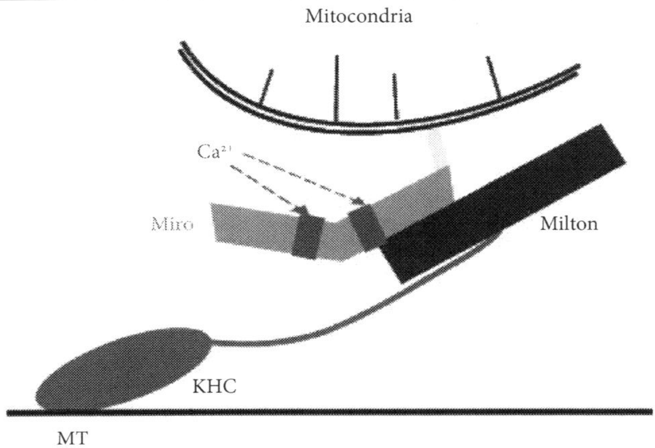

Figura 7.3. Modelo del complejo *miro*/*milton*/KHC (cadena pesada de cinesina) implicado en el transporte anterógrado de mitocondrias sobre los microtúbulos (MT)

macromolécula compuesta por varias unidades polipeptídicas: dos cadenas pesadas que tienen la actividad ATPasa, y son las responsables de generar la fuerza para el movimiento a lo largo de los microtúbulos; dos cadenas intermedias que, según se cree, anclan la proteína a la carga transportada; cuatro cadenas ligeras intermedias, y varias cadenas ligeras (figura 7.4) (22).

Varios estudios han implicado a la dineína citoplasmática como motor en el transporte axónico retrógrado, pero sus propiedades también permiten proponerla como un motor para el transporte axónico lento (23). La dineína, para su activación, debe unirse a otra proteína, la dinactina, un complejo similar a la dineína, que contiene diez subunidades. Estas incluyen, entre otras, el polipéptido p150^{Glued}, que interactúa con las cadenas intermedias de dineína y con las subunidades relacionadas con actina (figura 7.4) (14,15).

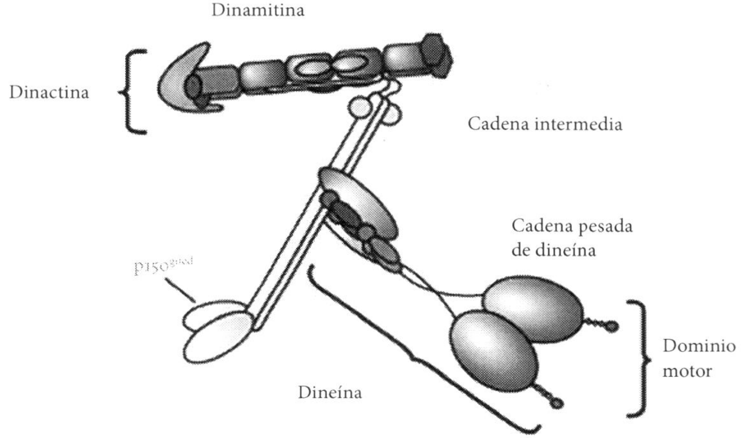

Figura 7.4. Dineína citoplasmática

Superfamilia miosina

Las miosinas forman una superfamilia de proteínas motrices relacionadas con actina F, que se hallan en muchas especies, desde las levaduras hasta el humano. En la actualidad, se conocen 15 subfamilias de miosinas, diferentes en estructura y función. Aunque son muy abundantes e importantes en el músculo (miosina II), su papel en el tejido nervioso apenas empieza a conocerse. En el cerebro se han identificado las miosinas I y V, que son candidatas para ser consideradas como motores de organelas (15). La miosina V se ha encontrado asociada con vesículas purificadas de axoplasma de calamar, y en ratones se ha descrito interacción entre ella y la cinesina. También hay evidencias de que la miosina V cumple un papel en la motilidad del cono de crecimiento axónico (24).

Alteraciones del transporte axónico

Dado el papel preponderante que tiene el transporte axónico para el desarrollo, el funcionamiento y la supervivencia de los axones, sus trastornos ocasionan alteraciones importantes.

Así, la compresión de los nervios puede ocasionar déficits anatómicos y funcionales graves. En experimentos con conejos, la compresión extraneural, aun de baja magnitud, disminuye el flujo sanguíneo microvascular intraneural, con consiguiente alteración del transporte axónico y de la estructura y demás funciones del nervio. Con presiones de 20 mm de mercurio se redujo el flujo sanguíneo venoso epineural, mientras que con 30 mm de mercurio de presión se inhibieron todos los tipos de transporte, tanto anterógrado como retrógrado. Las cubiertas de mielina se alteraron con presiones de 50 mm de mercurio, y a los 80 mm de mercurio se interrumpió todo el flujo sanguíneo intraneural (25,26).

El estudio de las alteraciones del transporte axónico ha ganado importancia, especialmente en enfermedades neurodegenerativas como la enfermedad de Alzheimer, la enfermedad de Huntington y la esclerosis lateral amiotrófica (ELA), debido a que las proteínas codificadas por los genes relacionados con estas patologías (presenilina 1 y APP, huntingtina, y Cu/Zn superóxido dismutasa [SOD1], respectivamente) son transportadas en los axones y allí se acumulan.

En el caso de ELA, las mutaciones de SOD1 causan muerte neuronal, posiblemente debido al daño en el transporte axónico. En modelos experimentales de ratones se ha descrito que los defectos en el transporte axónico están entre las primeras perturbaciones moleculares que llevan a la neurodegeneración (27), y en ratones transgénicos que expresaban las mutaciones humanas SOD1G37R y SOD1G85R se pudo detectar disminución del transporte axónico lento de varias sustancias, especialmente la tubulina, varios meses antes de aparecer la neurodegeneración (28).

Conclusiones

Para un adecuado funcionamiento de los axones que forman los nervios periféricos es necesario que los somas neuronales suministren adecuadamente organelas y nutrientes en toda su longitud, y renueven, además, aquellas estructuras que han cumplido su proceso vital. Esta tarea se logra gracias a mecanismos internos de los axones, que se conocen globalmente como transporte axónico. Este proceso solamente vino a ser conocido y estudiado en el siglo XX, a pesar de que se sospechaba desde varios siglos atrás.

El transporte axónico es un proceso de doble vía que requiere energía dependiente de ATP, con varios componentes que se desplazan con diferentes velocidades, de acuerdo con los elementos transportados. Además, es necesaria la presencia de, por lo menos, dos familias de proteínas que funcionan como motores para ese transporte: cinesinas y dineínas.

Las alteraciones del transporte axónico están asociadas no solo con diversas formas de neuropatías periféricas. En la actualidad, se ha propuesto que es uno de los mecanismos implicados en la génesis de enfermedades neurodegenerativas, como la enfermedad de Alzheimer, la enfermedad de Huntington y la ELA.

Referencias

1. Ochs S. A history of nerve functions. From animal spirits to molecular mechanisms. New York: Cambridge University Press; 2004.
2. Descartes R. Tratado del hombre. Madrid: Editora Nacional; 1980.
3. Von Haller A. First lines of physiology. New Yok: Johnson Reprint Corporation; 1966.
4. Nasse CF. Ueber die veranderungen der nervenfasern nach ihrer durchschneidung. Arch Anat Physiol Wiss Med. 1839;405-19.
5. Waller AV. Experiments on the section of the glossopharyngeal hypoglossal nerves of the frog, and observations of the alteration produce thereby in the structure of their primitive fibres. Phil Trans Roy Soc (London). 1850;140:423-9.
6. Scott FH. On the relation of nerve cells to fatigue of their nerve fibers. J Physiol. 1906;34:145-62.
7. Parker GH. The neurofibril hypothesis. Q Rev Biol. 1929;4:55-78.
8. Weiss P, Davis H. Pressure block in nerves provided with arterial sleeves. J Neurophysiol. 1943;6:269-86.
9. Weiss P, Hiscoe HB. Experiments on the mechanism of nerve growth. J Exp Zool. 1948;107:315-95.
10. Lubinska L, Niemierko S, Oderfeld B, Szwarc L, Zelena J. Bidirectional movements of axoplasm in peripheral nerve fibres. Acta Biol Exp (Warsz). 1963;23:239-47.
11. Ochs S, Burger E. Movement of substance proximodistally in nerve axons as studied with spinal cord injections of radioactive phosphorus. Am J Physiol. 1958;94:499-506.

12. Droz B, Leblond CP. Migration of proteins along the axons of the sciatic nerve. Science. 1962;137:1047-8.
13. Ochs S. Fast transport of materials in mammalian nerve fibers. Science. 1972;176:252-60.
14. Hammond C. Cellular and molecular neurophysiology. 3rd ed. Burlington, MA: Academic Press; 2008.
15. Siegel GJ, Albers RW, Brady ST, Price DL. Basic neurochemistry. 7th ed. Burlington, MA: Academic Press, 2006.
16. Griffin J, George EB, Hsieh S, Glass JD. Axonal degeneration and disorders of the axonal cytoskeleton. En: Waxman SG, Kocsis JD, Stys PK (eds.). The axon structure, function and pathophysiology. New York: Oxford University Press; 1995. p. 375-90.
17. Bisby MA. Orthograde and retrograde axonal transport of labeled protein in motoneurons. Exp Neurol. 1976;50:628-40.
18. Bisby MA. Reversal of axonal transport: similarity of proteins transported in anterograde and retrograde directions. J Neurochem. 1981;36:741-5.
19. Willard M, Cowan WM, Vagelos PR. The polypeptide composition of intra-axonally transported proteins: evidence for four transport velocities. Proc Natl Acad Sci USA. 1974;71:2183-7.
20. Glater EE, Megeath LJ, Stowers RS, Schwarz TL. Axonal transport of mitochondria requires milton to recruit kinesin heavy chain and is light chain independent. J Cell Biol. 2006;173:545-57.
21. Wang X, Schwarz TL. The mecanism of $Ca2^{+-}$ dependent regulation of kinesin-mediated mitochondrial motility. Cell. 2009;136:163-74.

22. Hirokawa N, Niwa S, Tanaka Y. Molecular motors in neurons: Transport mechanisms and roles in brain function, development, and disease. Neuron. 2010;68:610-38.
23. Brady ST. Molecular motors in the nervous system. Neuron. 1991;7:521-33.
24. Kalhammer G, Bahler M. Unconventional myosins. Essays Biochem. 2000;35:33-42.
25. Dahlin LB, McLean WG. Effects of graded experimental compression on slow and fast axonal transport in rabbit vagus nerve. J Neurol Sci. 1986;72:19-30.
26. Rydevik B, Lundborg G, Bagge U. Effects of graded compression on intraneural blood flow. An in vivo study on rabbit tibial nerve. J Hand Surg. 1981;6:3-12.
27. Borchelt DR, Wong PC, Becher MW, Pardo CA, Lee MK, et al. Axonal transport of mutant superoxide dismutase 1 and focal axonal abnormalities in the proximal axons of transgenic mice. Neurobiol Dis. 1998;5:27-35.
28. Williamson TL, Cleveland DW. Slowing of axonal transport is a very early event in the toxicity of ALS-linked SOD1 mutants to motor neurons. Nat Neurosci. 1999;2:50-6.

Capítulo 8
Degeneración axónica

Carlos Moreno B.

La degeneración de los nervios es un evento que se presenta tanto durante el proceso de desarrollo normal, como en situaciones patológicas del sistema nervioso central o del periférico. Consiste en la pérdida de la actividad funcional y la degeneración trófica de los axones, seguida por la destrucción de sus somas neuronales de origen o por la interrupción de la comunicación entre ellos.

En las fibras del nervio periférico pueden presentarse dos tipos de degeneración, que se diferencian por la secuencia de acontecimientos que tienen lugar y la dirección en la que se producen: la desmielinización segmentaria y la degeneración axónica.

La *desmielinización segmentaria* implica un daño a la membrana mielínica o a la célula de Schwann con relativo respeto del axón. Esto ocurre en desmielinización mediada inmunológicamente y en desórdenes hereditarios del metabolismo de la mielina o la célula de Schwann. El daño primario de la mielina puede producirse también con agentes mielinotóxicos, como la toxina diftérica, o en forma mecánica, a través de la compresión nerviosa. La desmielinización incluso puede ocurrir secundariamente a un daño axonal grave que causa una remodelación de la mielina (1).

La *degeneración axónica* es un proceso activo desencadenado por alteraciones de los nervios, de origen traumático, metabólico, tóxico, infeccioso, inflamatorio o genético. En este proceso el axón se destruye a sí mismo, secundariamente a una lesión o a un proceso patológico, pero sin producir la muerte del cuerpo celular.

En este capítulo se revisarán las características y mecanismos de dos formas de degeneración axónica: la llamada degeneración walleriana (DW) y la degeneración tipo *dying-back*.

Recuento histórico

En 1850, el médico inglés Augustus Waller publicó los resultados de sus observaciones sobre las alteraciones en la estructura de las fibras nerviosas, luego de seccionar los nervios glosofaríngeo e hipogloso de sapos (1). Aunque el profesor alemán Christian Friedrich Nasse (1778-1851) previamente había observado con microscopio los cambios en las fibras nerviosas distales a una sección (2), en la actualidad se conocen —con el nombre de degeneración walleriana (DW)— las alteraciones que sufren las fibras nerviosas distales a una sección completa del nervio. Sus hallazgos dieron lugar a dos aspectos denominados las leyes de Waller.

La primera ley de Waller se refiere a la alteración de la mielina, que, luego de unos pocos días después de la sección del nervio, pierde su forma tubular y se parte en ovoides, y luego en esferas que, posteriormente, adquieren forma de gránulos simultáneamente a lo largo de toda la fibra.

La segunda ley de Waller se refiere a que el soma neuronal funciona como un verdadero "centro trófico", y por ello la pérdida de su conexión con las fibras da lugar a la degeneración de estas (3).

Durante más de cien años se consideró que la DW era la única forma de degeneración axónica secundaria a las alteraciones neuronales; sin embargo, a partir de 1960 se describieron casos de neuropatías, especialmente secundarias a sustancias tóxicas, que se caracterizaban por degeneración axónica que aparecía inicialmente en las porciones distales de las fibras nerviosas y posteriormente se observaba en regiones cada vez más proximales (4). Este tipo de degeneración retrógrada recibió el nombre de *dying-back*, por analogía con algunas enfermedades de las plantas que se caracterizan por la muerte gradual de las yemas o brotes jóvenes, y va progresando hasta la muerte de las ramas más grandes y antiguas (5).

En 1989 se descubrió de manera fortuita una cepa de ratones mutantes (Wlds) que tienen una DW lenta, pues los muñones distales de los axones seccionados pueden sobrevivir un tiempo diez veces mayor que los de los ratones normales (6). Este hallazgo ha permitido incrementar y mejorar el conocimiento acerca de los mecanismos moleculares de la DW.

Degeneración walleriana

Los cambios degenerativos secundarios al aplastamiento de un nervio han sido bien descritos desde hace varias décadas (figura 8.1) (7). A los dos minutos del daño, ya hay retracción de la mielina en el borde de los nodos de Ranvier, junto con dilatación de las incisuras de Schmidt-Lanterman, en una longitud de unos 5 milímetros distales al sitio de la lesión. En las siguientes seis horas, estos cambios se extienden en forma gradual. El axoplasma a ambos lados de la compresión va presentando la apariencia de espirales y esferas. Este aspecto se va extendiendo de manera progresiva en ambas direcciones durante las siguientes 24 horas. A las 24 horas,

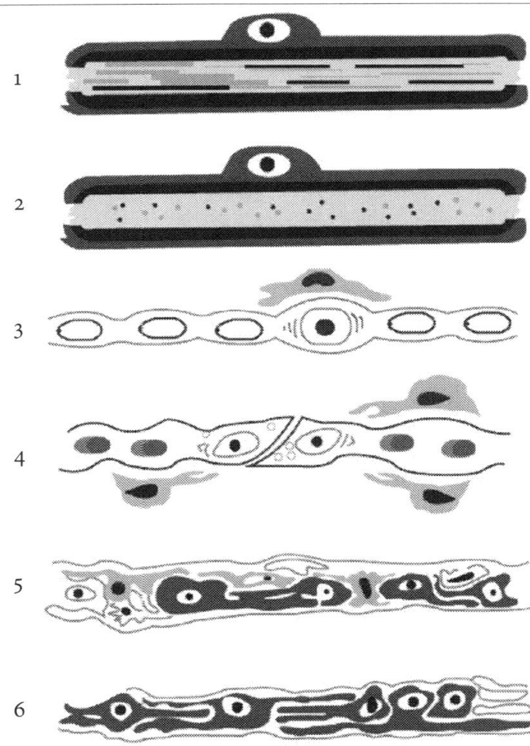

Figura 8.1. Esquema del proceso de degeneración walleriana

Nota: 1: nervio normal; 2: desintegración del citoesqueleto axónico, luego de la sección del nervio; 3: digestión parcial de la mielina por las células de Schwann, con formación de ovoides de mielina; 4: proliferación de las células de Schwann y actividad de macrófagos que inician la limpieza de desechos; 5: los macrófagos invaden la lámina basal de las células de Schwann y estas empiezan a formar las bandas de Bungner; 6: los macrófagos abandonan el nervio y las bandas de Bungner maduran para formar los tubos que permiten la regeneración de los axones.

la degeneración del axoplasma distal a la lesión se hace aparente en la microscopía electrónica, por un aumento de su densidad y la fragmentación de los neurofilamentos, los neurotúbulos y el retículo axoplásmico. En este momento, la mayoría de las fibras mielinizadas ha entrado en proceso de degeneración. La mielina se fragmenta en la línea intraperiódica, las láminas de mielina se destruyen en los nodos y las prolongaciones de las células de Schwann se expanden hasta cubrir los nodos de Ranvier. En las siguientes dos a cuatro semanas, los ovoides se separan entre sí de manera más notoria. Este proceso se mantiene por varias semanas o meses (8). En el caso de fibras amielínicas, el estudio de la degeneración es más difícil, porque se carece de la guía dada por la presencia de la mielina; sin embargo, los estudios de microscopía electrónica han demostrado una secuencia de cambios similar a la de las fibras mielinizadas (9).

El anterior cuadro histológico puede variar dependiendo de aspectos como la clase de fibras nerviosas, la temperatura, la especie animal estudiada, el tipo de lesión causal y la distancia de la lesión respecto al soma neuronal, así:

- Clase de fibras: el avance de la degeneración en sentido distal está relacionado con la clase de fibras. Si un nervio periférico se corta, las fibras sensoriales de conducción rápida que provienen de receptores musculares o cutáneos se degeneran más rápidamente que los axones motores en el mismo nervio (3). En el caso de las neuronas del ganglio de la raíz dorsal, que poseen dos prolongaciones axonales, una periférica y otra central, la DW se puede producir en una de las dos prolongaciones, dependiendo del sitio de lesión.

- Papel de la temperatura: la DW es más lenta a medida que la temperatura disminuye. Se ha demostrado, desde los primeros estudios de Waller en anfibios y luego los de Parker y Paine en peces, así como en experimentos con animales poiquilotermos —y otros en hibernación—, que la velocidad de la degeneración disminuye a medida que lo hace la temperatura (3). Por su parte, la aceleración de la DW con el incremento de la temperatura se ha atribuido a estimulación de enzimas y a una posible disminución de factores de crecimiento.
- Diferencias entre especies: el tiempo para la pérdida de la conducción nerviosa después de la sección de un nervio varía en diferentes especies. En ratas, luego de la sección de un nervio, los axones continúan conduciendo hasta por 48 horas, y muestran solamente una pequeña reducción de la velocidad de conducción de las fibras más rápidas (8). En humanos, la pérdida de la excitabilidad en nervios motores ocurre entre 3 y 6 días después de la sección, mientras que en nervios sensitivos la excitabilidad empieza a disminuir entre los días 5 y 7, para perderse totalmente entre los días 8 y 11 (10).
- Tipo de lesión causal: la descripción clásica de la DW fue hecha en nervios seccionados transversalmente; sin embargo, puede haber variaciones de ese cuadro histológico en otro tipo de lesiones. Por ejemplo, en las neuropatías por atrapamiento hay una desmielinización focal crónica inicial seguida de grados variables de degeneración axónica (11,12).
- Efecto de la distancia de la lesión respecto al soma: mediante estudios electrofisiológicos en humanos se ha podido demostrar que a mayor distancia entre el soma y el sitio de la lesión, las alteraciones funcionales (dismi-

nución de la amplitud y de la velocidad de conducción del potencial de acción compuesto) tardan más tiempo en presentarse que en los casos en los que el muñón nervioso está más cerca del soma (10).

En la actualidad se conoce como *degeneración tipo walleriana* (*Wallerian type degeneration*) aquella producida por compresión del nervio, sin sección de este.

Degeneración walleriana lenta

Lunn y colaboradores descubrieron, en 1989, en los laboratorios Harlan de Inglaterra, una cepa de ratones a la que denominaron C57BL/6/Ola (anteriormente, los laboratorios se llamaban Harlan Olac, de ahí el nombre de la cepa). En estos ratones, la DW, la invasión leucocitaria del axón y la remoción de la mielina, después de una lesión de un nervio periférico, eran muy lentas (13). Por tal razón, estos ratones mutantes se conocen actualmente como Wlds (*slow wallerian degeneration*). Los axones de nervio ciático seccionados en los ratones Wlds no sufren la degeneración durante cerca de dos semanas, mientras que en otros ratones, la DW se produce en cerca de 1,5 días. Este hallazgo importante ha dado nuevas luces al conocimiento de los mecanismos causales de la DW.

Wlds es un fenotipo semidominante que se hereda mediante un locus único, en el cromosoma 4 del ratón, que codifica la proteína que se conoce con el mismo nombre Wlds. Esta proteína está constituida por un fragmento N-terminal del factor de ubiquitinación E4B (Ube4b) de 70 aminoácidos (N70), unido con la nicotinamida mononucleótido adeniltransferasa (Nmnat), mediante una secuencia de 18 aminoácidos. Además, posee un promotor de 16 aminoácidos (N16) que le permite interactuar con la proteína que contiene valosina (VCP) (14). Esta última transporta la Wlds desde el núcleo hasta el citoplasma, donde ejerce la protección axónica. La proteína Wlds retarda la DW en ratones, ratas, moscas y cultivos celulares neuronales (15,16).

La Nmnat es la enzima central en la síntesis del nicotinamida adenina dinucleótido (NAD). En el humano se han identificado tres isoformas: Nmnat1, de localización nuclear; Nmnat2, en el aparato de Golgi; y Nmnat3, ubicada en las mitocondrias (17). Aunque la función de cada isoforma no está bien establecida, se ha sugerido que la actividad de cada una de ellas es específica de determinados tejidos. Así, por ejemplo, solamente la Nmnat2 se expresa en elevadas concentraciones en el cerebro, pero también se halla en el tejido endocrino pancreático (18) y en los músculos cardiaco y esquelético (17).

Aspectos moleculares de la degeneración walleriana

La DW es un proceso activo y autodestructivo, diferente a la apoptosis, en la que se suceden de manera secuencial varios procesos: alteración del transporte axónico rápido, liberación o ingreso de iones de calcio con aumento de su concentración en el axoplasma, activación de proteasas neutras endógenas y, finalmente, desintegración granular del citoesqueleto.

Además de la degeneración axónica propiamente dicha, la DW incluye degradación de la cubierta de mielina. La desmielinización de las células de Schwann (CS) se inicia cerca de las incisuras de Schmid-Lanterman, con la fragmentación de la cubierta de mielina en forma de pequeños ovoides y la disminución (*down-regulation*) de la expresión de los genes de la mielina.

Las lesiones de los nervios periféricos, entonces, desencadenan varios cambios celulares y moleculares que llevan a la WD, entre los que se encuentran el aumento exagerado de la concentración del calcio intraaxoplasmático, alteración del transporte axónico, procesos neuroinflamatorios, activación de glutamato y alteración de la función mitocondrial.

Papel de los iones de calcio

En el caso de sección del axón, uno de los primeros eventos es la irrupción de calcio en el axoplasma, lo que lleva a la formación de un sellamiento de los extremos axonales distal y proximal a la lesión, mediante fusión de las vesículas del axolema. Esto limita los flujos de entrada y salida de iones y moléculas. El incremento de calcio intraaxonal, al llegar a grados tóxicos produce un daño irreversible del axón por varios mecanismos:

1. Activación de fosfolipasas y proteasas dependientes de calcio, como la m-calpaína. Esta última es una proteasa dependiente de calcio que degrada proteínas del citoesqueleto, los receptores y transportadores de membrana (19). Al parecer, la m-calpaína no tiene un efecto directo sobre la destrucción del axón, porque sus niveles regresan a valores normales cuando todavía el axón está estructuralmente intacto (20); sin embargo, hay evidencia de

que induce la expresión de mediadores de la WD, como la interleuquina 1a (IL-1a) (21).
2. Alteración de la fosforilación oxidativa mitocondrial, ya sea por sobrecarga de calcio mitocondrial por acción del uniportador de calcio que lleva un exceso de calcio hacia la matriz mitocondrial, o por una deficiencia de calcio mitocondrial ocasionada por una elevación del sodio en el citosol y la salida del calcio libre mitocondrial por acción del intercambiador Na/Ca (22).
3. Formación de radicales libres (23).

Papel de los canales de sodio

En el capítulo 3 se describió que los axones periféricos expresan múltiples subtipos de proteínas transportadoras de sodio como canales e intercambiadores. En condiciones de lesión del nervio periférico, el intercambiador $Na^{+}/Ca2^{++}$ se ve obligado a revertir la afluencia de sodio hacia el interior del axón, lo que ocurre por la disrupción de la membrana. Sin embargo, sobre todo en los axones de diámetro pequeño, la magnitud de iones que se moviliza sobrepasa los mecanismos homeostáticos de los axones y el funcionamiento invertido puede conducir a la degeneración axónica, pues tiende a aumentar la concentración de calcio intracelular (24). Esto es particularmente complejo en las fibras pequeñas, como se había mencionado, pero también en axones más grandes, dada la cantidad de mitocondrias que tienen y la importancia de estas en la homeostasis iónica.

Alteración del transporte axónico

Como se mencionó en el capítulo 7, el transporte axónico, tanto anterógrado como retrógrado, es fundamental para el funcionamiento óptimo de los axones. Por consiguiente, la alteración de ese mecanismo es uno de los factores causales de la DW y, con frecuencia, lleva a neuropatías, cuya gravedad depende del grado y de la duración del trastorno.

Inmediatamente después del daño del axón, los transportes anterógrado y retrógrado continúan en las porciones proximales y distales al sitio de la lesión. Así, sustancias como el péptido relacionado con el gen de calcitonina (CGRP) y el óxido nítrico (NO) se acumulan en el sitio afectado. Este último contribuye a la DW y a la degradación de la mielina (25). De manera similar, los canales de sodio se acumulan en el extremo axónico proximal de la sección o del daño, lo que puede dar origen a una actividad ectópica (26). El transporte anterógrado y retrógrado de factores neurotróficos, como el factor de crecimiento neural (NGF) y el factor neurotrófico derivado del cerebro (BDNF), también se incrementan después de la lesión del nervio (27), así como el transporte anterógrado del factor de necrosis tumoral alfa (TNFα) (28).

Las alteraciones del transporte axónico llevan, también, a la falta de aporte mitocondrial y al consiguiente déficit energético en el muñón distal, que es otro de los factores que contribuyen a la DW. Por su parte, la alteración del transporte retrógrado va a impedir el reciclaje de las mitocondrias envejecidas de las porciones axónicas distales a la lesión.

Neuroinflamación

El término *neuroinflamación* se utiliza para denominar el cuadro histológico que los patólogos conocen como gliosis reactiva. Inicialmente, se aplicó en enfermedades degenerativas del sistema nervioso central (SNC), como la enfermedad de Alzheimer (29,30), pero más recientemente se ha utilizado también para las reacciones inflamatorias del sistema nervioso periférico (SNP). Se trata de un proceso de interacción neuroinmune, mediado por citocinas proinflamatorias, que activa células inmunes, glía y neuronas. En el caso de lesiones de los nervios periféricos, puede llevar a DW mediada por macrófagos hematógenos (31). Se ha podido observar que luego del aplastamiento del nervio ciático, los macrófagos llegan al sitio de la lesión 60 a 120 minutos antes del comienzo de la fragmentación del axón y, luego de ella, infiltran la porción distal del nervio alterado y fagocitan los residuos del proceso degenerativo (32).

Otro participante importante en la neuroinflamación es el óxido nítrico (NO), generado por tres isoformas diferentes de la sintasa del óxido nítrico (NOS): NOS endotelial (eNOS), NOS neuronal (nNOS) y NOS inflamatoria (iNOS). eNOS y nNOS son constitutivas y dependientes de calcio, mientras que iNOS es inducible y se expresa en macrófagos, neutrófilos y otras células inflamatorias (33).

Glutamato

En los nervios periféricos se han hallado receptores de glutamato (34), pero no es segura su localización en las células de Schwann (CS). Después de las lesiones de nervios periféricos, el glutamato es liberado casi inmediatamente, y se conoce que por vía de los receptores de N-metil-D-aspartato (NMDA) puede inducir la producción de citocinas en el SNC (35), por lo que existe la posibilidad de que sucedan procesos similares en el nervio periférico lesionado, especialmente en los primeros momentos, cuando las CS son las principales productoras de citocinas en el nervio periférico.

Alteración de la función mitocondrial

Se ha postulado que las mitocondrias tienen un papel importante en la degeneración axónica. El poro mitocondrial de transición de permeabilidad (mPTP), complejo protéico ubicado entre las membranas mitocondriales externa e interna, ha sido implicado en muerte celular producida por toxinas, anoxia, especies oxígeno-reactivas (ROS) y sobrecarga de calcio (36). En estudios con mitocondrias aisladas, la apertura del mPTP llevó a la alteración del potencial de membrana mitocondrial interno y a la liberación de proteínas apoptogénicas, lo que permite sugerir que el mencionado poro desempeña un papel importante en el control de la muerte celular (37).

Se ha descrito que el aumento de calcio intramitocondrial, particularmente cuando se acompaña de otros factores como estrés oxidativo e incremento de radicales fosfato, lleva a la apertura del mPTP, con la consiguiente pérdida del potencial de membrana mitocondrial, disminución notoria de ATP, incremento de las ROS, liberación de calcio y edema mitocondrial (38). Así, se ha podido demostrar experimentalmente, en ratones, que el mPTP es un efector clave en la degeneración axónica, sobre el que convergen distintas vías de señalización (39).

Degeneración retrógrada: *dying-back*

Como ya se mencionó en este capítulo, una segunda forma de degeneración axónica es el proceso denominado *dying-back*. En este caso, el axón de una neurona lesionada degenera en forma progresiva a partir de su porción distal, hacia el soma de la neurona (4). Esta alteración puede durar semanas o meses y es común en varias neuropatías, como las causadas por trastornos metabólicos, entre ellas la diabetes; infecciosos, como en la neuropatía del síndrome de inmunodeficiencia adquirida (sida); o tóxicos, por ejemplo, alcoholismo o envenenamiento por acrilamida. También se ha propuesto que puede ocurrir en enfermedades degenerativas del SNC, como Parkinson, Alzheimer y enfermedad de motoneurona (40).

Los estudios con inyecciones sistémicas de acrilamida, en animales de experimentación, han mostrado que se produce acumulación de neurofilamentos y estructuras de membranas vesiculares que aparecen inicialmente en las regiones distales de las fibras nerviosas y posteriormente se encuentran de manera progresiva en los sitios más proximales. El transporte axónico lento se redujo, pero no se observaron cambios en el transporte anterógrado rápido (41). En estudios con gatos, se ha descrito que los procesos axónicos se pierden, desaparecen los axolemas y el axoplasma es fagocitado. Al mismo tiempo que se presentan los cambios degenerativos iniciales en algunas terminales nerviosas, aparecen acúmulos de neurofilamentos, mitocondrias y cuerpos densos en los nodos de Ranvier preterminales y sus paranodos, lo que se ha asociado con edema axónico focal y retracción de la mielina en los paranodos. Esto ocasiona degeneración progresiva de las fibras, con formación de ovoides que luego son reemplazados por bandas de Büngner (42).

En ratones homocigotos para la mutación *wasted* se demostró que la pérdida del factor translacional de elongación *eEF1A2*, en las motoneuronas inferiores y en las fibras musculares esqueléticas, produjo una neuropatía del tipo *dying-back*, acompañada de reducción en los niveles de expresión de la proteína de dedo de zinc ZPR1. Este último hallazgo es similar a lo que se ha encontrado en otras neuropatías *dying-back*, y su aspecto morfológico es diferente al de la DW, por lo que se considera que la pérdida del factor *eEF1A2* permite diferenciar entre las dos formas de degeneración axónica, pues mientras que la DW requiere la expresión de *eEF1A2*, la forma *dying-back* puede ser causada por la deficiencia de este factor de elongación (43).

Conclusiones

La degeneración axónica es un proceso activo desencadenado por alteraciones de los nervios, de origen traumático, metabólico, tóxico, infeccioso, inflamatorio o genético, en la que el axón se destruye a sí mismo, secundariamente a una lesión o a un proceso patológico, pero sin producir la muerte del cuerpo celular.

Se conocen dos formas de degeneración axónica. La primera conocida como *DW*, por el nombre de su descubridor, el médico inglés Augustus Waller, es un proceso activo y autodestructivo, diferente de la apoptosis, en la que se suceden de manera secuencial y en sentido distal a partir del sitio de la lesión, la alteración del transporte axónico rápido, liberación o ingreso de iones de calcio con aumento de su concentración en el axoplasma, activación de proteasas neutras endógenas y, finalmente, desintegración granular del citoesqueleto.

La segunda forma de degeneración axónica, denominada *dying-back*, a diferencia de la anterior, se caracteriza por iniciarse en el extremo distal del axón. Esta alteración puede durar semanas o meses y es común en varias neuropatías, como las causadas por trastornos metabólicos, entre ellos la diabetes; infecciosos, como en la neuropatía del síndrome de inmunodeficiencia adquirida (sida); o tóxicos, por ejemplo alcoholismo o envenenamiento por acrilamida. También se ha propuesto que puede ocurrir en enfermedades degenerativas del SNC, como Parkinson, Alzheimer y enfermedad de motoneurona.

Referencias

1. Waller A. Experiments on the section of the glossopharyngeal and hypoglossal nerves of the frog, and observations of the alterations produced thereby in the structure of their primitive fibres. Phil Trans R Soc Lond. 1850;140:423-9.
2. Nasse CF. Ueber die veranderungen der nervefasern nach ihrer durchschneidung. Arch Anat Physiol Wiss Med. 1839;405-19.
3. Hoffer JA, Stein RB, Gordon T. Differential atrophy of sensory and motor fibers following section of cat peripheral nerves. Brain Res. 1979;178:347-61.

4. Cavanagh JB. The significance of the "dying-back" process in experimental and human neurological disease. Int Rev Exp Pathol. 1964;3:219-67.
5. Greenfield JG. The spino-cerebellar degenerations. Oxford: Blackwell Scientific Publications; 1954.
6. Lunn ER, Perry VH, Brown MC, Rosen H, Gordon S. Absence of wallerian degeneration does not hinder regeneration in peripheral nerve. Eur J Neurosci. 1989;1:27-33.
7. Bradley WG. Disorders of peripheral nerves. Hoboken, NJ: Blackwell Scientific Publications; 1974.
8. Dyck PJ, Thomas PK. Peripheral neuropathy. 4th. Ed. Philadelphia: Elsevier Saunders; 2005.
9. Kapeller K, Mayor D. An electron microscopic study of the earlier changes distal to a constriction in sympathetic nerves. Proc Roy Soc London B. 1969;172:53-63.
10. Chaudhry V, Glass JD, Griffin JW. Wallerian degeneration in peripheral nerve disease. Neurologic Clinics. 1992;10:613-27.
11. Ochoa J, Marotte L. The nature of the nerve lesion caused by chronic entrapment in the guinea-pig. J Neurol Sci. 1973;19:491-5.
12. Kimura J. The carpal tunnel syndrome: localization of conduction abnormalities within the distal segment of the median nerve. Brain. 1979;102:619-35.
13. Lunn ER, Perry VH, Brown MC, Rosen H, Gordon S. Absence of Wallerian degeneration does not hinder regeneration in peripheral nerve. Eur J Neurosci. 1989;1:27-33.
14. Mack TG, Reiner M, Beirowski B, Mi W, Emanuelli M, et al. Wallerian degeneration of injured axons and

synapses is delayed by a Ube4b/Nmnat chimeric gene. Nat Neurosci. 2001;4:1199-206.

15. Adalbert R, Gillingwater TH, Haley JE, Bridge K, Beirowski B, Berek L, et al. A rat model of slow Wallerian degeneration (Wld) with improved preservation of neuromuscular synapses. Eur J Neurosci. 2005;21:271-7.
16. Coleman MP, Freeman MR. Wallerian degeneration, Wld^{s}, and Nmnat. Ann Rev Neurosci. 2010;33:245-67.
17. Berger F, Lau C, Dahlmann M, Ziegler M. Subcellular compartmentation and differential catalytic properties of the three human nicotinamide mononucleotide adenylyltransferase isoforms. JBC. 2005;280:36334-41.
18. Yalowitz JA, Xiao S, Biju MP, Antony AC, Cummings OW, Deeg MA, et al.Characterization of human brain nicotinamide 5-mononucleotide adenylyltransferase-2 and expression in human pancreas. Biochem J. 2004;377:317-26.
19. Coleman M. Axon degeneration mechanisms: commonality amid diversity. Nat Rev Neurosci. 2005;6:889-98.
20. Hall S. Mechanisms of repair after traumatic injury. En: Dyck PJ, Thomas PK, editors. Peripheral neuropathy. 4th ed., Philadelphia: Elsevier Saunders; 2005. p. 1403-33.
21. Üçeyler N, Sommer C. Wallerian degeneration and neuropathic pain. Drug Discovery Today: Disease Mechanisms. 2006;3:351-6.
22. Stys PK. Anoxic and ischemic injury of myelinated axons in CNS white matter: from mechanistic concepts to therapeutics. J Cereb Blood Flow Metab. 1998;18:2-25.
23. Stirling DP, Stys PK. Mechanisms of axonal injury: internodal nanocomplexes and calcium deregulation. Trends Mol Med. 2010;16:160-70.

24. Persson AK, Hoeijmakers J, Estacion M, Black J, Waxman SG. Sodium channels, mitochondria, and axonal degeneration in peripheral neuropathy. Trends Mol Med. 2016;22:377-90
25. Zochodne DW, Levy D. Nitric oxide in damage, disease and repair of the peripheral nervous system. Cell Mol Biol. 2005;51:255-67.
26. Tzoumaka EE, Novaković SD, Levinson SR, Shrager P. Na+ channel aggregation in remyelinating mouse sciatic axons following transection. Glia. 1995; 15:188-94.
27. Von Bartheld CS. Axonal transport and neuronal transcytosis of trophic factors, tracers, and pathogens. J Neurobiol. 2004;58:295-314.
28. Schäfers M, Geis C, Brors D, Yaksh L, Sommer C. Anterograde transport of tumor necrosis factor-alpha in the intact and injured rat sciatic nerve. J Neurosci. 2002;22:536-45.
29. Rogers J, Luber-Narod J, Styren SD, Civin WH. Expression of immune system-associated antigens by cells of the human central nervous system: relationship to the pathology of Alzheimer's disease. Neurobiol Aging. 1988;9:339-49.
30. Griffin WST, Stanley LC, Ling C, White L, Macleod V, Perrot LJ, White CL III, Araoz C. Brain interleukin 1 and S-100 immunoreactivity are elevated in Down syndrome and Alzheimer disease. Proc Natl Acad Sci USA. 1989;86;7611-5.
31. Myers RR, Campana WM, Shubayev VI. The role of neuroinflammation in neuropathic pain: mechanisms and therapeutic targets. DDT. 2006;11:8-20.

32. Rosenberg AF, Wolman MA, Franzini-Armstrong C, Granato M. In vivo nerve–macrophage interactions following peripheral nerve injury 2012. J Neuroscience. 2012;32:3898-909.
33. Zochodne DW. The microenvironment of injured and regenerating peripheral nerves. Muscle Nerve. 2000;(Suppl 9):S33-8.
34. Carlton SM, Hargett GL, Coggeshall RE. Localization of metabotropic glutamate receptors 2/3 on primary afferent axons in the rat. Neuroscience. 2001; 105:957-69.
35. Kleinschnitz C, Brinkhoff J, Zelenka M, Sommer C, Stoll G. The extent of cytokine induction in peripheral nerve lesions depends on the mode of injury and NMDA receptor signaling. J Neuroimmunol. 2004; 149:77-83.
36. Marzo I, Brenner C, Zamzami N, Susin SA, Beutner G, Brdiczka D, et al. The permeability transition pore complex: A target for apoptosis regulation by caspases and Bcl-2–related proteins. J Exp Med. 1998; 187:1261-71.
37. Zamzami N, Susin SA, Marchetti P, Hirsch T, Gómez-Monterrey I, Castedo M, et al. Mitochondrial control of nuclear apoptosis. J Exp Med. 1996;183:1533-44.
38. Bernardi P, Krauskopf A, Basso E, Petronilli V, Blachly-Dyson E, Di Lisa F, et al. The mitochondrial permeability transition from in vitro artifact to disease target. FEBS J. 2006;273:2077-99.
39. Barrientos SA, Martínez NW, Yoo S, Jara JS, Zamorano S, Hetz C, et al. Axonal degeneration is mediated by the mitochondrial permeability transition pore. J Neurosci. 2011;31:966-78.

40. Raff MC, Whitmore AV, Finn JT. Axonal Self-destruction and neurodegeneration. Science. 2002;296:868-71.
41. Ochs S. A history of nerve functions. From animal spirits to molecular mechanisms. New York: Cambridge University Press; 2004.
42. Schaumburg HH, Wiśniewski HM, Spencer PS. Ultrastructural studies of the dying-back process. I. Peripheral nerve terminal and axon degeneration in systemic acrylamide intoxication. J Neuropathol Exp Neurol. 1974;33:260-84.
43. Murray LM, Thomson D, Conklin A, Wishart TM, Gillingwater TH. Loss of translation elongation factor (eEF1A2) expression in vivo differentiates between Wallerian degeneration and dying-back neuronal pathology. J Anat. 2008;213:633-45.

Capítulo 9
Regeneración axónica

Diana Patricia Amador-Muñoz

Desde tiempos inmemoriales, la humanidad ha tenido evidencia de los procesos relacionados con la cicatrización y la recuperación funcional de algunos órganos; sin embargo, no pueden extrapolarse a la recuperación de los nervios periféricos, que por muchos años ha intrigado a científicos de diferentes disciplinas.

En este capítulo se describen los aspectos históricos más relevantes de la regeneración en el sistema nervioso periférico, considerando los contrastes entre especies animales, los cuales permiten que en la actualidad algunas de ellas se usen como modelos experimentales, o incluso se hayan propuesto como posibles opciones terapéuticas. Además, se describen los diferentes aspectos de las respuestas celulares durante la regeneración axónica, entre los que se incluyen las condiciones relacionadas con el tipo de lesión, las claves neuronales y moleculares involucradas en este proceso, un breve repaso de las opciones terapéuticas actuales, y las características clínicas y paraclínicas que permiten hacer su seguimiento.

Consideraciones básicas acerca de la regeneración tisular

La regeneración tisular es el proceso fisiológico mediante el cual se reemplaza un tejido, que se ha perdido, por células de la misma estirpe que conservan la extensión, la funcionalidad y los órganos objetivo (diana) del tejido original, y evitan la sustitución por tejido conectivo (cicatrización). Es importante no confundir regeneración con nuevo crecimiento, que implica simplemente una extensión del tejido inicial sin recuperación funcional normal.

La regeneración puede ser homeostática o reparativa. La primera es un recambio celular programado genéticamente, que ocurre de forma constante, en el que unas células se eliminan periódicamente y se reemplazan por células diferenciadas del mismo linaje, que se integran de forma eficiente y funcional al tejido preexistente. Esto ocurre en condiciones normales, por ejemplo con la epidermis y las células sanguíneas, pero no con el tejido nervioso. La regeneración reparativa ocurre cuando, luego de una lesión, el tejido perdido se reemplaza mediante programas adecuados de división y diferenciación celular, lo que permite que se restablezcan células, tejidos e incluso estructuras complejas (1).

La capacidad de regeneración reparativa es un proceso interesante de morfogénesis posnatal, en particular por sus grandes diferencias entre especies, ya que algunos animales, como los anfibios, regeneran extremidades y órganos completos, mientras que los mamíferos tenemos poca capacidad de regeneración.

La regeneración de un tejido depende en primera instancia de la diferenciación celular; cuanto más diferenciadas sean las células de un tejido, menor será su capacidad de regeneración. El segundo determinante es la vida media de la célula; si es corta, ellas poseen gran capacidad de multiplicación. El tercer determinante es la capacidad de división celular, que está directamente relacionada con las dos características anteriores. Por eso las neuronas que son células altamente especializadas, con una vida media muy larga y con baja capacidad de división, son células que tienen escasa capacidad de regenerar.

Pero, además de las características intrínsecas de la célula, los microambientes en los que se encuentran también son muy importantes; de hecho, se cree que esta es la principal razón por la que no todas las neuronas regeneran de forma similar, aun en el mismo individuo.

En estadios tempranos del desarrollo, las neuronas tienen una gran capacidad de regenerar. Sin embargo, en la edad adulta esta cualidad se conserva para los axones del sistema nervioso periférico (SNP), pero no para las neuronas en el sistema nervioso central (SNC); estas, aunque se encuentran dotadas de alta plasticidad, no mantienen una habilidad significativa para regenerar.

En el SNC las neuronas reciben la influencia inhibitoria de la glía y de algunas moléculas asociadas con la mielina, y se encuentran inmersas en un ambiente extracelular rico en sustancias que no solo impiden la expresión de factores de crecimiento, sino que bloquean proteínas importantes para la regeneración, limitan la reparación de la mielina y los axones, y facilitan la formación rápida de las denominadas cicatrices gliales, por las cuales los axones ya no pueden crecer (2,3).

Historia de la regeneración neural y los modelos experimentales

Antes del siglo VI a. C., la evidencia de la regeneración tisular se reflejaba en mitos clásicos como el de Prometeo y el de Hércules y la hidra de Lerna; en el Imperio romano, Galeno ya prescribía tratamientos como la clara de huevo para las lesiones nerviosas.

Hacia el siglo XIII, a pesar de algunas reservas respecto a que esto fuera posible, la evidencia del retorno de respuestas motoras después de algunas lesiones hacía pensar que sí ocurría. Estos hallazgos permitieron proponer procedimientos quirúrgicos, con el fin de reunificar los nervios y permitir que regeneraran. En el siglo XIV, Guy de Chauliac (c. 1300-1368), quien se ha considerado la autoridad más eminente de su siglo en cirugía, dio instrucciones claras para suturar nervios y observó una excelente recuperación funcional, en particular en pacientes jóvenes, lo que le permitió considerar una relación inversa entre la capacidad de regeneración y la edad, que fue comprobada muchos años después.

En el siglo XVIII, el notable desarrollo en todas las ciencias no fue esquivo a la regeneración tisular y especialmente a la de los nervios periféricos. En este siglo, René-Antoine Ferchault de Réaumur hizo la primera descripción científica en la que detallaba la regeneración de las extremidades y las tenazas de un cangrejo de río (1712), lo que impulsó el desarrollo de investigaciones que permitieron importantes descubrimientos y definieron los modelos de investigación que en la actualidad se siguen usando para tal fin.

Es el caso de los trabajos con anélidos de Charles Bonnet (1745), de cuyos fragmentos obtenía, en la mayoría de los casos, un animal completo, y sus partes ya regeneradas podían reemplazarse de nuevo (4). Lazzaro Spallanzani (1769) describió la capacidad regenerativa de las salamandras, los renacuajos de rana y sapo, los caracoles y las babosas, y desmintió así la teoría de la generación espontánea. Peter Simon Pallas, en 1766, describió que al seccionarle la cabeza a una planaria se podía obtener la regeneración completa del animal (5).

En estos animales, no mamíferos, la regeneración tisular era evidente; sin embargo, John Todd, en 1823, demostró que el nervio es indispensable para que ocurra este proceso, y más aún, que la capacidad de una extremidad de regenerar se relaciona con el estado de los nervios después del trauma. Estas afirmaciones surgieron de experimentos en los que se producía un retraso o un fracaso en la regeneración al seccionar el nervio una vez iniciada la cicatrización del muñón, y otros en los que la sección del nervio en extremidades en las cuales la regeneración ya había avanzado considerablemente, producía interrupción del crecimiento, o que la extremidad se perdiera por completo (5).

Paralelamente se realizaron trabajos en mamíferos, con resultados menos alentadores. Daniel de la Roche, en su libro *Analyse des fonctions du systême nerveux, pour servir d'introduction* à un examen *pratique des maux de nerfs* (1778), declaró que cuando un nervio se corta, pierde para siempre la capacidad de transmitir movimiento entre las partes separadas, a pesar de que pueden unirse y formar una cicatriz (5).

El estudio de la regeneración avanzó en gran medida por investigaciones con el nervio ciático y otros nervios periféricos de las extremidades, hasta que Johannes Müller (1801-1858) propuso que tales hallazgos no correspondían a una regeneración verdadera, sino a una re-unión de los nervios. Así que realizó estudios de neuroconducción que evidenciaron una recuperación limitada, que lo llevó a postular una regeneración parcial y la posibilidad de una unión de las fibras sensitivas con las motoras durante el proceso.

Esto fue investigado y declinado por Theodor Schwann, su asistente en ese momento, mediante la sección de nervios ciáticos en las ranas, en las que, además, describió cambios en el neurolema (5). Dicha observación fue precursora de los estudios posteriores realizados por el médico inglés Augustus Volney Waller, los cuales mostraron que las fibrillas observadas correspondían a la regeneración de axones sin vaina de mielina, que después se convierten en fibras mielinizadas, y cuyos cambios, publicados en 1850, corresponden a lo que hoy en día se conoce como *degeneración walleriana* (descrito en el capítulo 8), y que designan un proceso que no siempre está seguido por regeneración.

El auge que había tenido el tema hasta ese momento se desvaneció al considerar que los tejidos humanos no tenían esa capacidad, y el interés por investigar al respecto solo fue recuperado después de la segunda mitad del siglo XX, con publicaciones que demostraban regeneración en mamíferos y con nuevos aportes de análisis moleculares y genéticos.

En el siglo XXI, los estudios con células madre y el perfeccionamiento de las técnicas, que cuentan con resultados altamente prometedores, mantienen el interés activo y las expectativas altas.

Vías y actores moleculares en la regeneración del nervio periférico

Cuando un nervio se lesiona y causa rotura del axón, la porción distal a la lesión queda físicamente separada del cuerpo celular e inicia la degeneración walleriana, que finaliza con su degradación; mientras tanto, la porción proximal inicia un proceso regenerativo, en el que crece de nuevo hacia su sitio de acción y puede lograr una recuperación funcional.

Las respuestas a la lesión se generan en tres ámbitos: el axón en sí mismo, el cuerpo celular y el microambiente. Las más importantes involucran la organización de la membrana para la formación de nuevos brotes, la reprogramación de la expresión génica en toda la neurona, la síntesis de proteínas en el axón, el comportamiento dinámico del cono de crecimiento y los cambios fenotípicos de las células de Schwann, que facilitan el crecimiento de los axones y los guían en este proceso.

Respuesta del axón a la lesión

Como resultado de la sección, la membrana plasmática de la punta del axón se daña y el axoplasma se expone al medio extracelular. Esto causa la fuga de contenido intracelular o la afluencia de sustancia extracelular en la dirección opuesta, seguida de los llamados *potenciales de lesión*, originados por ondas de sodio y calcio que se propagan de forma retrógada y actúan como señales críticas con las cuales la célula pierde su estabilidad eléctrica. Por lo tanto, para lograr con éxito la regeneración, el axón primero tiene que sellar la punta proximal y preservar el medio interno (6-8).

La neurona debe ser capaz de convertir la porción distal del axón en un cono de crecimiento, una estructura especializada que involucra muchas moléculas y vías de señalización que habitualmente no se encuentran en los axones maduros. Esto se consigue mediante un proceso altamente dinámico, que implica la remodelación del citoesqueleto del axón y la modificación de la membrana y sus moléculas asociadas, para transformarlo en un cilindro expansivo, capaz de desarrollarse a través del medio ambiente circundante y responder a las señales de crecimiento y orientación, mediante genes que se modifican en respuesta a la lesión, conocidos como *genes asociados a regeneración* (RAG) (9,10).

A partir de este cono de crecimiento axónico se suceden las demás etapas del proceso, como la aparición del brote (*sprouting*) temprano, la elongación del axón, el recrecimiento circunferencial, la remielinización de los axones de gran calibre, la reorganización de estos axones en un solo nervio y la extensión de este hacia sus tejidos diana (figura 9.1).

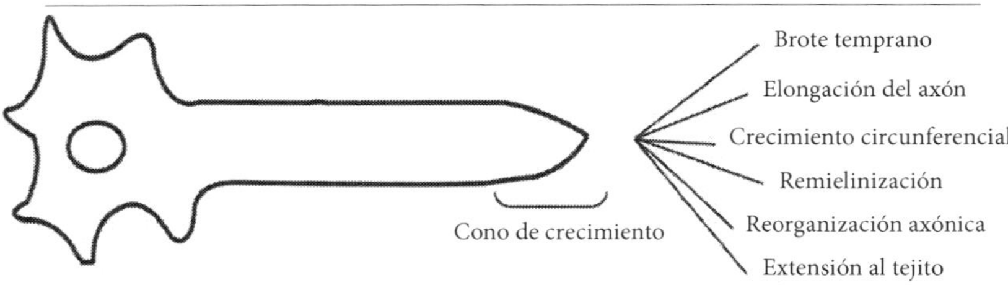

Figura 9.1. El proceso de regeneración a partir del cono de crecimiento axónico

Nota: Una vez aparece el brote (*sprouting*) temprano, ocurre la elongación del axón, el recrecimiento circunferencial, la remielinización de los axones de gran calibre, la reorganización de estos axones en un solo nervio y la extensión de este hacia sus tejidos diana.

En primer lugar, a consecuencia del aumento transitorio del calcio intracelular que se ha descrito, el muñón proximal sufre un proceso de degeneración de bajo grado, caracterizado por el sellamiento de la membrana, la activación de calpaínas y la degradación de elementos del citoesqueleto. Luego, dentro de los primeros cinco minutos, aparece una zona de inflamación cerca del axón terminal, que solo será reemplazada por estructuras asociadas con regeneración en las neuronas que son capaces de ella (figura 9.2) (11,12).

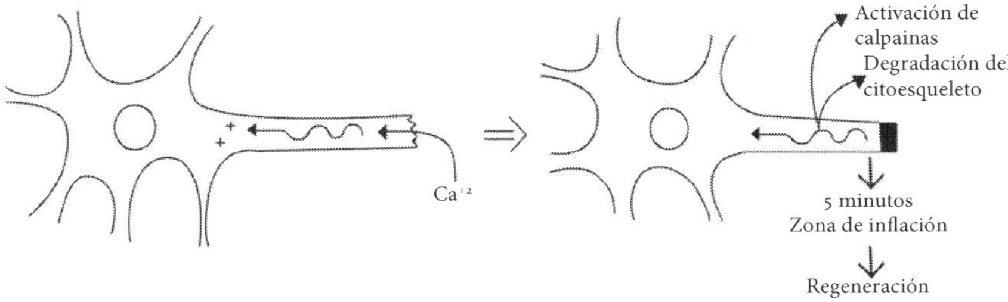

Figura 9.2. Cambios electrofisiológicos asociados a la degeneración inicial de bajo grado

Nota: La ruptura de la membrana plasmática cambia el contenido intracelular y la actividad eléctrica de la célula. La entrada de calcio favorece la formación del cono de crecimiento, que inicia con el sellamiento de la membrana, la activación de calpaínas y la degradación de elementos del citoesqueleto. Luego, dentro de los primeros cinco minutos, se desarrolla una respuesta inflamatoria cerca del axón terminal, que será reemplazada por estructuras asociadas con regeneración.

La magnitud del gradiente intracelular de calcio en el sitio de la lesión es muy importante, porque si no ocurre, o es muy bajo, no se forman conos de crecimiento, sino bulbos terminales (13). Estas estructuras, descritas por Cajal como estériles o necróticas, tienen un transporte de material axónico circular y defectuoso, cambios inflamatorios persistentes, con acúmulos de material axoplásmico, neurofilamentos despolimerizados y una acumulación patológica de canales de sodio (14). La entrada de sodio durante la lesión debe revertirse de una manera controlada, con la participación de bombas $Na^{+}/K^{+}/$ ATPasa e intercambiadores Na^{+}/Ca^{+2}, ya que en la medida en que esto no ocurra, se generan modificaciones en la expresión y funcionalidad de los canales de sodio activados por voltaje y de la actividad energética mitocondrial, que contribuyen a la formación de impulsos ectópicos axónicos, mayor degeneración y dolor neuropático (15,16).

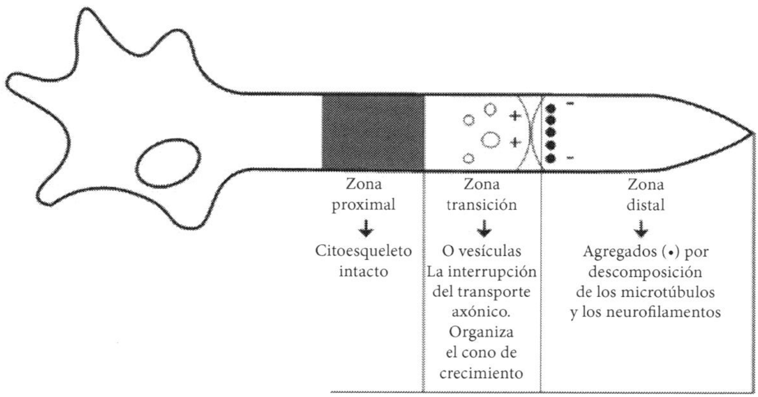

Figura 9.3. Zonas del axón en regeneración

Nota: El axón en proceso de regeneración se divide en tres: zona proximal, zona de transición y zona distal. En la zona proximal, el citoesqueleto está intacto; en la zona de transición se acumulan vesículas con productos de síntesis intracelular por la interrupción del transporte axónico, y en la zona distal se observan agregados densos que corresponden al acúmulo de productos de descomposición de los microtúbulos y los neurofilamentos. La zona de transición será la que se convierta en el punto de organización para el cono de crecimiento

El axón en proceso de regeneración, como resultado de la reorganización del citoesqueleto, mediante la descomposición y repolimerización de los microtúbulos, los neurofilamentos y los filamentos de actina, se divide en tres zonas: una proximal, otra de transición y una distal (11). En la zona proximal, la estructura del citoesqueleto se mantiene intacta; mientras que en la zona distal, los productos de descomposición de los microtúbulos y los neurofilamentos forman agregados densos (10,11). La zona de transición presenta una acumulación inicial de vesículas, secundaria a la interrupción del transporte axónico, que más tarde, se convierte en el punto de organización para el cono de crecimiento (figura 9.3) (11).

La reorganización estructural de los microtúbulos consiste en un cambio de orientación; ya no dirigen su polo positivo de forma distal, como ocurre en condiciones normales, sino que juntan los polos positivos que se encuentran en el sitio de la lesión, y forman "trampas" en las que se acumulan vesículas de transporte anterógrado, que luego se funden con la membrana y dan soporte a los extremos en crecimiento (15). Los polos negativos de los microtúbulos forman otras "trampas," que se ubican más distalmente, y ayudan a separar el *detritus* de la membrana antigua de la trampa positiva, para evitar que interfieran con el proceso de crecimiento.

La plasticidad de los microtúbulos es muy importante para la aparición de los conos de crecimiento y la organización de un microambiente apropiado para su desarrollo, así que sus propiedades y la regulación de estas es fundamental para una regeneración adecuada. Un ejemplo claro de su importancia es cómo, en la juventud, la β-tubulina está asociada con GTP durante la polimerización, pero, con el envejecimiento, se convierte en GDP y eso altera significativamente la posibilidad de regeneración.

Cuando en un nervio periférico se forma un cono de crecimiento normal, este tiene todos los mecanismos para explorar la vía por la que debe avanzar, siguiendo las señales que se producen en la nueva formación denominada *puente nervioso* (17). Los filopodios son estructuras móviles que aparecen donde los microtúbulos terminan, en los que cadenas de miosina participan en su ensamblaje y despolimerización, y constituyen una interfase dinámica con filamentos de actina, alrededor de los que se forman nuevas extensiones (10,18). Dichas estructuras cuentan con receptores asociados con numerosas vías de segundos mensajeros, que a su vez afectan la organización del citoesqueleto, de acuerdo con las señales que encuentren en el microambiente, para avanzar, retraerse o girar, y regulan de esa manera la dirección y la velocidad con la que se mueve el cono de crecimiento (figura 9.4) (19).

Factores quimiotácticos como las neurotrofinas (por ejemplo: el factor de crecimiento nervioso [NGF] y el factor neurotrófico derivado del cerebro [BDNF]), para los que existen receptores selectivos y de alta afinidad del tipo Trk (receptores tipo tirosina cinasa), influyen en la dirección de crecimiento de los conos, según haya atracción o repulsión hacia ellos.

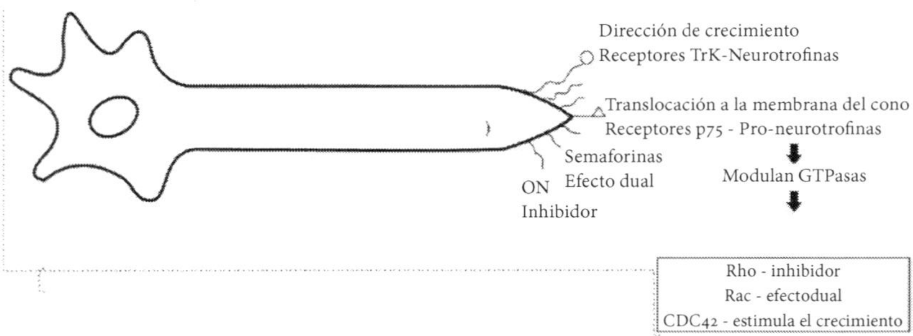

Figura 9.4. Los filopodios: estructuras dinámicas del axón en crecimiento. La tasa de crecimiento y dirección de los filopodios se determina de acuerdo con la influencia promotora/inhibidora de diversos actores moleculares, que provienen tanto de la neurona lesionada como del microambiente, en particular, las células de Schwann diferenciadas a consecuencia de la lesión.

Las proneurotrofinas, por su parte, se unen preferencialmente a receptores p75, e inducen cambios generalizados en el axón, al modificar el comportamiento de la familia Ras GTPasas, en particular Rho, Rac 1 y CDC42, que actúan como interruptores moleculares que alteran la polaridad y la simetría celular, al facilitar o inhibir la translocación a la membrana del cono de crecimiento (18,19). Rho ha sido la más estudiada y constituye un inhibidor del cono de crecimiento, mediante cambios en las vías de señalización y un efecto directo sobre la actina, que impide la despolimerización normal de esta proteína (20). De hecho, la activación de Rho es uno de los mecanismos que se ha identificado como inhibidor de la capacidad de regeneración en el sistema nervioso central, pero en el ámbito periférico, los factores de crecimiento contrarrestan este efecto.

Rac tiene un comportamiento dual; dependiendo de la estructura molecular con que se relacione, puede estabilizar los filamentos de actina y los contactos de adherencia, fundamentales para promover el crecimiento (21), o puede inhibir el ensamble de los microtúbulos y bloquear la formación de axones (18). CDC42 facilita el avance del cono de crecimiento, al promover la extensión de filopodios e inactivar la GSK3b (*glycogen synthase kinase 3b*), una cinasa multifuncional constitutiva que inhibe la extensión del cono y la formación de los axones. Cuando se fosforila por acción de CDC42, su actividad disminuye y permite que haya crecimiento.

Las semaforinas funcionan como guía para el axón en crecimiento, al reducir los niveles de PI(3)P (fosfatidilinositol-3,4,5-trisfosfato), previenen la activación de GSK3b. Pero cuando son secretadas, actúan de forma inhibitoria sobre el axón al rodear su trayectoria e impedir que este tenga acceso a ciertas zonas. Dichas interacciones tienen suma importancia, porque Sema3A se expresa en otros tipos celulares, y su presencia en la matriz extracelular modifica el crecimiento de los conos que están expuestos a este gradiente molecular (22).

Las proteínas mediadoras de respuesta a colapsina (CRMP) constituyen una familia de fosfoproteínas citosólicas, que se han relacionado con la inhibición del cono de crecimiento y que influyen sobre la formación de microtúbulos mediante la tubulina. La CRMP4 se une a RhoA en los conos de crecimiento para inhibir la salida de las neuritas; de hecho, su antagonismo competitivo permite que neuronas sensitivas crezcan en substratos inhibitorios (23).

Además de estos cambios estructurales, la zona distal también alberga péptidos y enzimas que la llevan a una disolución lenta que finalmente la separa de la porción proximal. Si bien los muñones se retraen inicialmente, luego se vuelven a conectar por el puente nervioso. Este inicialmente está compuesto por matriz y células inflamatorias, pero ya que es pobremente vascularizado, la hipoxia local activa vías de señalización, en las que participan los macrófagos tisulares, y como resultado se liberan sustancias con acción local o capaces de influenciar otras células que se encuentran cerca (24).

Así, el neuropéptido relacionado con el gen de la calcitonina (CGRP), que se comporta como un potente vasodilatador de la microcirculación local, actúa sinérgicamente con la sustancia *P*, lo que facilita la generación de descargas ectópicas involucradas con la generación del dolor neuropático (25); esto no ocurre si la regeneración se lleva a cabo de forma satisfactoria.

También se acumula la enzima óxido nítrico sintasa (ONS), cuya producción aumenta después de la lesión, y actúa como una fuente local de óxido nítrico (NO). Este no solo tiene los efectos descritos para CGRP, sino que frena el desarrollo de los conos de crecimiento que pudieran haberse generado en axones vecinos (26). Su poder inhibitorio de la regeneración es tan importante que se ha observado mejoría de la regeneración nerviosa tras la administración sistémica de un inhibidor de amplio espectro de la enzima ONS (27).

El brote (*sprouting*) temprano del cono de crecimiento ocurre pocas horas después de la lesión. Como no es posible distinguir si corresponde a una dendrita o si efectivamente es un axón en proceso de regeneración, se denomina *neurita* a cualquier crecimiento que ocurra en este momento. Sin embargo, uno o dos días después de la lesión se establece la diferencia. Los lípidos para la nueva membrana se pueden sintetizar localmente en el axón, o se producen en el cuerpo celular y llegan al sitio en crecimiento mediante vesículas que se transportan por los microtúbulos o en balsas de colesterol o de esfingolípidos.

No todos los axones crecen con la misma velocidad, unos salen primero del muñón proximal y otros lo hacen más tarde. Este crecimiento escalonado hace que varios axones sigan cualquier puente de tejido conectivo que haya luego de la sección, lo que favorece las rutas equivocadas. Incluso, se cree que aquellos que lo hacen primero inducen a otros a seguirlos. Además, en el fascículo resultante cada uno va a tener un grado de maduración distinto, de acuerdo con el tiempo que haya tardado en el proceso de crecimiento; ello favorece la presencia, en la porción distal, tanto de axones mielinizados como desmielinizados (28).

Respuesta del microambiente a la lesión

Dado que las señales del microambiente se relacionan directamente con aquellas generadas por el axón lesionado, y no pueden separarse de las descritas en el apartado de este capítulo para tal fin, se debe considerar en este punto la función particular de los macrófagos tisulares (MT) y las células de Schwann (CS) en el proceso de regeneración (29).

Los macrófagos residentes en los tejidos periféricos son capaces de mantener un número constante de manera autónoma e independiente de los monocitos circulantes, tanto en el estado estable como al momento de una lesión. Sin embargo, cuando hay daño, los macrófagos derivados de monocitos aumentan la población local y adquieren distintos roles de acuerdo con la región del nervio en regeneración con la que interactúan (29).

Cuando el nervio periférico se lesiona e inicia el programa de señalización que estimula la salida de las neuritas, el reclutamiento de macrófagos hacia los cuerpos neuronales mediado por CCL2 (*chemokine [C-C motif] ligand 2*, también llamada MCP1 *monocyte chemoattractant protein 1*) es un mecanismo condicionante muy importante en el desarrollo de neuronas con un fenotipo prorregeneración, ya que estas tienen la capacidad de modular factores de transcripción involucrados con el nuevo crecimiento del axón, como los RAG (17,28).

El espacio entre muñones es ocupado ahora por el puente del nervio, un tejido constituido por matriz extracelular y células inflamatorias, entre las que los macrófagos derivados de monocitos son los más numerosos. La pérdida de vascularización generada por la lesión se asocia con hipoxia tisular, un estímulo que puede ser censado por los macrófagos, cuya secreción de VEGF-A (*vascular endothelial growth factor A*) estimula la vascularización y, en colaboración con otros factores, la migración de las CS (17).

En la porción más distal, la fragmentación del axón activa la migración de macrófagos derivados de monocitos con funcionamiento bimodal, remueve los detritus que inhiben el crecimiento axónico, a la vez que genera un microambiente conductor para el cono en crecimiento.

Existe una relación estrecha y altamente regulada entre macrófagos y CS, que se evidencia en las lesiones traumáticas e inflamatorias del nervio periférico. Aunque múltiples señales parecen ser importantes para la atracción de macrófagos al tejido dañado, las CS desdiferenciadas secretan CCL2, y promueven la entrada al tejido de macrófagos que son orientados directamente a las SC en diferenciación por el factor estimulante de colonias de macrófagos (MCSF) secretado por los fibroblastos (29).

Las CS en el adulto normalmente están quiescentes, pero ante una lesión se activa una señal de reprogramación que implica su desdiferenciación y proliferación. Las CS son compañeras esenciales del axón durante la regeneración, puesto que participan en la señal de lesión que inicia el proceso al controlar la ruptura de la barrera nervio-sangre y la entrada secundaria de células inflamatorias; guían al axón y preparan la vía de crecimiento mediante autofagia de detritus del axón y la mielina; y le dan soporte al proceso de nuevo crecimiento hacia su diana, al participar en la producción de factores de crecimiento, moléculas de adhesión y laminina, para la que los axones tienen receptores que les permiten unirse a ella y seguir de cerca la trayectoria marcada por la CS (30).

La respuesta de las células endoteliales vasculares al ambiente hipóxico del puente también es importante, porque, dada su plasticidad, polaridad y su capacidad de migrar y proliferar para formar nuevos vasos, va a servir para delimitar el camino de organización de las CS.

Después de una lesión del nervio periférico, el primer estímulo para la modificación del fenotipo y el comportamiento de las CS es la pérdida del contacto con el axón. Una vez que la unión entre ellos se interrumpe, la CS se vuelve "reactiva" y disuelve su propia mielina, modifica la síntesis de proteínas y comienza a proliferar; así, forma bandas de Büngner en la porción distal al daño como guía para nuevos axones (figura 9.5). Además, rápidamente ocurre la sobreexpresión de otras proteínas, como p75 y la proteína ácida fibrilar glial (GFAP) que habitualmente no expresa; también, de la proteína relacionada con el receptor de lipoproteínas de baja densidad (LRP-1) que interviene en muchas vías de señalización citoplasmáticas involucradas con la sobrevida de la CS, lo cual la hace muy importante durante la regeneración.

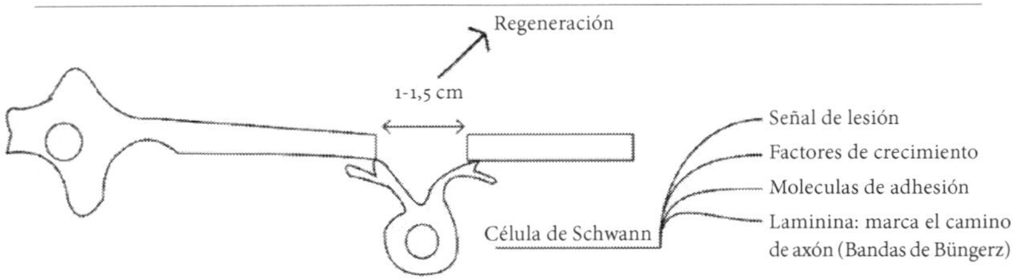

Figura 9.5. Después de una lesión del nervio periférico, la separación del axón y la célula de Schwann promueve cambios en el fenotipo y el comportamiento de esta última, lo que le permite influir sobre el crecimiento y servir de guía a los nuevos axones.

Se cree que la atrofia y distorsión de la porción interna del mesoaxón y la exposición de la CS a un microambiente diferente, el puente, desempeñan un papel clave en el proceso. Adicionalmente, la neuregulina (NRG) puede ser parcialmente responsable de cambiar el comportamiento de la CS (17,26,31).

La formación de las bandas de CS inicia en gran parte mediada por el contacto de las CS con los fibroblastos del puente y la locomoción inhibida por contacto, un proceso por el que las CS cambian su dirección de migración después de colisionar con otra célula; la protrusión que choca es inhibida y se genera una nueva en un lugar diferente al del contacto (19). Este tipo de migración dirigida es favorecida por la sobreexpresión del factor de transcripción Sox2 y de receptores para la señal de efrinas generada por los fibroblastos durante el proceso de desdiferenciación y activación de las CS. Es muy importante que esta migración y reorganización de las CS sea colectiva para proveer un sustrato continuo a los axones en crecimiento.

Las moléculas y vías de señalización importantes para la proliferación de las CS dependen de un sinergismo entre el AMPc y los factores de crecimiento. GFAP es una señal importante para la proliferación, y el péptido relacionado con la hormona paratiroidea (PTHrP), sintetizado por la misma célula, es primordial para la migración y el alineamiento o empaquetamiento con los axones y las fibras de colágeno.

Luego de una sección nerviosa, los extremos axónicos se retraen entre 3-5 mm, por la tensión a la que normalmente está sometido el nervio; así que las CS, en su proceso de proliferación y migración, guían al axón en crecimiento por el sitio "correcto" para recuperar el área seccionada. Esto, además, se favorece por el efecto trófico que ejerce la porción distal del tejido seccionado; sin embargo, con frecuencia la vía que siguen es errónea, en particular si hay mucha distancia entre ellos. Algunos estudios en ratas han demostrado que el límite máximo para que haya una regeneración exitosa es de 10-15 mm (22). Así que, en la actualidad, se han desarrollado micro- o nanoconductos que favorecen el seguimiento de una ruta adecuada, y en ocasiones, además, contienen factores neurotróficos que favorecen el proceso de regeneración (31,32).

Una vez alcanzado el objetivo ocurre la remielinización, que, según se cree, recapitula el proceso que tuvo lugar durante el desarrollo (véase el capítulo 4 de este texto). La coordinación temporal SC-axón es muy importante para lograr una regeneración axonal eficiente, las alteraciones se asocian con reparaciones muy lentas o daño crónico (30).

Respuesta del cuerpo neuronal a la lesión

En el cuerpo neuronal se produce edema, ocurre desplazamiento del núcleo hacia la periferia, y retracción o pérdida de las terminales sinápticas; pero lo más dramático es el cambio en las partículas de Nissl después de la sección de la fibra nerviosa (33). Estas estructuras, de color púrpura con tintes de anilina en condiciones normales, pierden su tonalidad una vez que las células se hinchan (fenómeno que se conoce como *cromatolisis*), y se ha demostrado que dichas partículas constituidas por ácido ribonucleico (ARN), si bien no se desintegran, se dispersan en el citoplasma, lo que hace que los cuerpos de las células sean incoloros.

El análisis espectrográfico del contenido de ácido nucleico de los cuerpos celulares, en diversos momentos posteriores al corte de las fibras mostró que, después de un periodo de retraso breve, el ARN junto con las proteínas en las células aumenta significativamente por meses antes de que retornen a sus niveles basales. Ello se relaciona con la necesidad de proveer a los axones de ciertas proteínas indispensables para la regeneración, y un cambio general en la síntesis de proteínas dentro de las neuronas, pues la producción de neurotransmisores y de todos los componentes relacionados con la transmisión de las señales nerviosas, que no son necesarios hasta que los tejidos sean reinervados, disminuye en las fibras en proceso de regeneración (33).

La magnitud de estos cambios depende de la distancia que separa el sitio de la lesión y el cuerpo celular, así como del número de axones colaterales. En las neuronas que son susceptibles de regenerar, como las del SNP, los cuerpos neuronales permanecen hipertróficos y evidencian signos compatibles con un aumento de la tasa metabólica y de la síntesis proteica, como mayor número de organelas y, en particular, de ribosomas libres (34). En las neuronas sensitivas estos cambios son mínimos o están ausentes, y se cree que son secundarios a la influencia del microambiente local, al igual que los cambios morfológicos y la expresión génica que ocurren en neuronas contralaterales, que pueden ocurrir a través de conexiones de la médula espinal o por señales de lesión que circulan por el líquido cefalorraquídeo y que aún no están bien esclarecidas.

Recientemente se ha descrito el papel de los miRNA sobre el transcriptoma que regula y guía directamente las proyecciones neuronales, así como una acción indirecta mediada por la modificación de las células que las guían a través de su crecimiento. Sin embargo, la mayoría de estas investigaciones se ha concentrado en el estudio sobre neuronas del SNC (35).

Respuesta regenerativa de acuerdo con el tipo de lesión

Un nervio lastimado inicia su proceso de regeneración inmediatamente después de sufrir el daño. Las lesiones axónicas varían mucho en su gravedad y, de acuerdo con esto, en su recuperación; si el único daño corresponde a la vaina de mielina, se puede producir una recuperación completa, pero puede tardar tres meses (36).

Aunque hay varias clasificaciones, lo más importante es si la lesión compromete solo la mielina o si adicionalmente está involucrado el axón, pues esto implica la formación de filopodios y la necesidad de avanzar para reconstituir la funcionalidad normal del nervio. Cuando el endoneuro está intacto, como ocurre después de un aplastamiento agudo localizado, la regeneración ocurre rápido (seis a ocho semanas), con una reinervación correcta y un bloqueo del transporte axónico muy corto. Sin embargo, cuando la lesión es una sección del nervio, ocurre degeneración walleriana y la regeneración axónica tarda más o no se produce. El transporte intraaxónico se bloquea por largo tiempo debido a cambios estructurales, con pérdida de la excitabilidad e incluso fagocitosis, y la reinervación ocurre por rutas que no necesariamente son correctas. En este caso, el núcleo se prepara para el proceso de regeneración y los axones deben buscar su camino en medio del bulbo neuromatoso (neuroma), que es la forma de cicatrización normal del nervio, lo que no siempre les resulta fácil.

La clasificación de Seddon (37) permite relacionar el tipo de alteración y la posibilidad de regeneración que puede esperarse; esta ordena las lesiones de acuerdo con su gravedad en orden ascendente, y las cataloga como neuropraxia, axonotmesis y neurotmesis.

La neuropraxia es una lesión en la que existe una interrupción de la conducción del impulso nervioso secundario a fragmentación de la vaina de mielina o desmielinización focal. El mecanismo por el que se produce característicamente esta lesión es la compresión; sin embargo, la distorsión mecánica del nervio también puede asociarse con ella. Si un nodo de la cubierta de mielina se recoge sobre otros, eso genera un efecto inhibidor de los canales de potasio y la autofagia de la mielina por CS y macrófagos, con la consecuente desmielinización segmentaria. Clínicamente se evidencia una alteración motora que se recupera de forma espontánea en el transcurso de dos a ocho semanas, como consecuencia de la remielinización producida por las CS adyacentes que no fueron destruidas durante el trauma (22). La velocidad de conducción motriz distal a la lesión siempre está conservada, y se asocia con pérdida sensitiva y autonómica mínima o nula. La electromiografía (EMG) muestra una discreta fibrilación de algunas unidades motoras con el esfuerzo.

La axonotmesis es una lesión típica por tracción, aunque también puede producirse por lesiones químicas o isquémicas; en ella se comprometen el axón y la vaina de mielina, lo que interrumpe la conducción, pero se preservan el epineuro, los cilindros endoneurales y el endoneuro. Conservar estas estructuras favorece el inicio rápido de la regeneración y el nuevo axón es conducido siguiendo la guía endoneural hasta su órgano diana. Así, las fibras conservan el patrón de inervación que tenían antes de la lesión y es posible que la función se restaure por completo desde la región proximal hacia la distal, de forma espontánea, más rápida en las lesiones más proximales (36), y con una velocidad promedio de 1 a 2 mm/día en adultos y 3 mm/día en adolescentes (37).

Al principio se encuentra una pérdida completa de las funciones motoras; en este caso se comprometen también las funciones sensitivas y autonómicas en la zona que corresponde al nervio lesionado. La EMG mostrará una fibrilación en reposo y la regeneración sensitiva podrá evaluarse mediante el signo de Tinel; es decir, al realizar una percusión suave en el trayecto del nervio para desencadenar, en caso de lesión, hormigueo distal (parestesias) o sensación de pequeños pinchazos.

La neurotmesis es la lesión más grave. En este caso ocurre una ruptura que compromete todos los elementos del nervio, y por lo tanto se asocia con una pérdida total de la conducción nerviosa. Inmediatamente después de producida la lesión se retrae el tejido, alejando los extremos nerviosos entre sí, lo que impide que puedan encontrar fácilmente su camino anatómico y su correspondiente fascículo; se forma así un neuroma proximal. Este es uno de los aspectos que más complica la recuperación.

Para que haya regeneración, los extremos de la sección deben ser reconectados por tejido conjuntivo nuevo sintetizado por las CS o por reposición quirúrgica; sin embargo, a pesar de realizar suturas tempranas, la tasa de crecimiento de estos axones es muy inferior a las descritas previamente. Aquellos que lo hacen de forma más rápida crecen a 0,84 mm/día. Además, los axones en proceso de regeneración no encuentran fácilmente la vía que tenían antes de la lesión, porque mecanismos moleculares proximales, hasta ahora no muy bien esclarecidos, los llevan a seleccionar en la porción distal una banda de Büngner errónea, lo cual los ubica en fascículos y objetivos equivocados; incluso, algunos crecen de forma retrógrada (38).

Clínicamente es evidente la pérdida completa de las funciones motora, sensitiva y autonómica en el área inervada por el nervio lesionado, y la EMG muestra fibrilación en reposo, sin ningún potencial voluntario.

Después de una axotomía o de la neurotmesis, la porción distal del nervio periférico afectado entra en una cascada de respuestas celulares que incluyen la remoción de segmentos de la mielina y el axón, seguidos por la degeneración del axón distal al sitio de la lesión y un proceso de limpieza realizado por macrófagos y CS, que genera un ambiente permisivo para que la porción proximal del axón lesionado inicie un proceso de regeneración.

Otra forma de clasificación de uso frecuente es la realizada por Sunderland (39), que separa las lesiones en cinco grupos, en orden progresivo de gravedad.

La lesión grado I puede equipararse a la neuropraxia de la clasificación de Seddon. En la lesión de grado II no hay lesión de la lámina basal o el endoneuro, pero sí está comprometido el axón. La lesión de grado III se asocia con la axonotmesis, hay pérdida de la integridad anatómica del axón y del endoneuro, pero se conserva el perineuro. La lesión de grado IV se asocia con una alteración grave del tronco nervioso, que involucra una pérdida de la organización fascicular del axón, pero mantiene la alineación anatómica por conservar el epineuro. El grado V se equipara con la neurotmesis de la clasificación de Seddon, en la que hay una separación completa de los extremos del nervio lesionado.

MacKinnon expandió la clasificación e incluyó una sexta categoría, que representa el patrón de lesión mixto.

Aunque estas clasificaciones ofrecen una guía para el tipo de lesión, con mucha frecuencia se encuentran lesiones mixtas. La figura 9.6 presenta la correlación entre las dos clasificaciones.

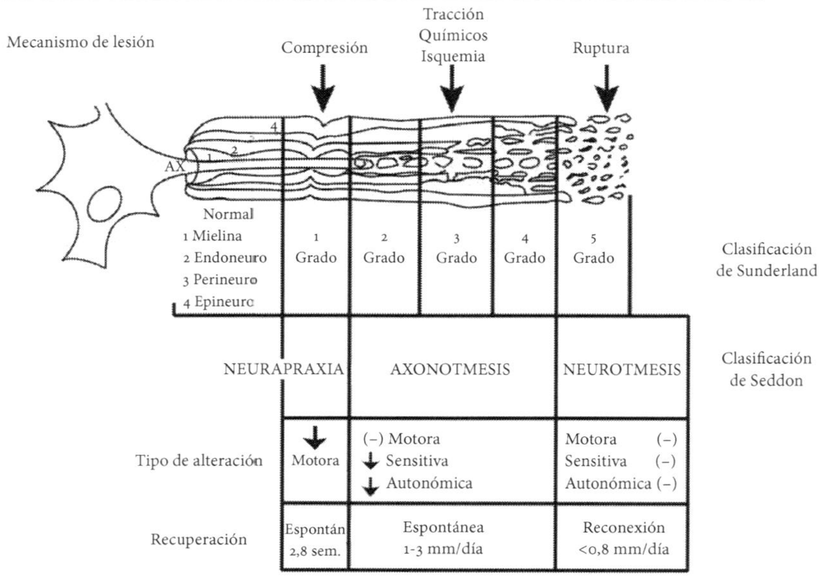

Figura 9.6. Correlación entre la clasificación de Seddon y la clasificación de Sunderland

Nota: estas permiten hacer una correlación entre el proceso de regeneración y la presentación clínica de las lesiones.

El nivel y el grado de lesión son importantes para definir el tratamiento y entender el pronóstico; es decir, para saber qué tan probable es la recuperación completa. Los grados 1 y 2 de la clasificación de Sunderland modificada por MacKinnon suelen recuperarse por completo sin intervención quirúrgica; la primera, en menos de tres meses y la segunda, a una tasa de 3 cm por mes. Las lesiones de tercer grado en adelante no se recuperan bien sin intervención y, aun con ella, el potencial de recuperación es pobre e impredecible (40).

Mecanismos involucrados con la optimización de la regeneración

Para mejorar la regeneración se deben tener en cuenta tres aspectos fundamentales: un soporte topográfico, factores solubles y características intrínsecas de la matriz extracelular. Cada uno de ellos se ha identificado en experimentos que suelen trabajar en una de estas condiciones de manera independiente; sin embargo, algunas publicaciones informan el resultado de combinar estas señales químicas y físicas, con el fin de evidenciar efectos aditivos o sinérgicos para la neuritogénesis óptima y la regeneración axonal.

Transferencia quirúrgica

Es la adaptación quirúrgica de un nervio sano donado a un nervio denervado. Generalmente se hace para reconstruir nervios motores, pero puede aplicarse también a nervios sensoriales; es el tratamiento de referencia, o *gold standard*, en la actualidad (15,41). Sus beneficios, determinados por la recuperación de la función muscular original, están bien descritos en la literatura, y se consideran secundarios al efecto de minimizar la distancia que un nervio tiene que regenerar, además de proveer una guía específica hacia el órgano diana (42).

Las aplicaciones más comunes de esta técnica son la restauración de la flexión del codo, la abducción del hombro, la función de la mano asociada con la inervación cubital, la función del nervio radial y la reconstrucción del nervio facial.

Conductos guía para el nervio

Consiste en el uso de materiales para reemplazar o soportar el puente de fibrina que debe unir los dos extremos del nervio. Se han realizado experimentos usando materiales sintéticos, como tubos bioabsorbibles, que idealmente deben ser poco o nada antigénicos, estar disponibles y ser biodegradables; o materiales naturales, como segmentos vasculares. En la actualidad, se han desarrollado conductos con microcanales para favorecer el crecimiento direccionado e individual de las fibras nerviosas (43,44).

El uso de estos conductos está indicado para lesiones que estén separadas por menos de 3 cm, y los resultados descritos en general son favorables (45). Aunque el injerto autólogo sigue siendo la mejor opción en términos de recuperación, ocasionalmente se prefiere el uso de puentes biodegradables con factores tróficos, por su respuesta a largo plazo, similar a la del injerto, pero obviando el procedimiento quirúrgico que requiere la toma de este.

Los autoinjertos, aloinjertos y xenoinjertos

En los pacientes con defectos nerviosos mayores a 3 cm, el uso de un autoinjerto sigue siendo la técnica más fiable de reparación, gracias a que proporciona un andamiaje interno original con cientos o miles de tubos de lámina basal para apoyar la migración de las CS y los axones. Se recomienda comúnmente elegir un injerto 10 a 20% más largo que la distancia que debe reemplazarse, para permitir una recuperación sin tensión.

Los injertos de troncos nerviosos, que mezclan componentes motores y sensitivos, tienen resultados funcionales pobres, debido a su inestabilidad y gran diámetro, que limita la capacidad para revascularizar correctamente el centro de los injertos, por eso a veces se usan injertos vascularizados para evitar los periodos de isquemia y evitar la necesidad de revascularización.

Cuando las lesiones alcanzan los 5 cm de separación y es difícil obtener un buen tejido donante, una opción terapéutica son los aloinjertos o los xenoinjertos, aunque su mayor limitante radica en la posibilidad de rechazos inmunogénicos (46). La remoción de componentes inmunes con técnicas de congelación, radiación o métodos químicos, y en el caso de los aloinjertos, la tipificación ABO, y las pruebas para detectar VIH y citomegalovirus, reducen las posibilidades de rechazo inmunológico (41,47). Para que funcionen como andamios para el crecimiento del axón y la migración de las CS del huésped es importante que, a pesar de estar libres de células y proteínas, se proteja la estructura de la matriz extracelular.

Con la posibilidad actual de imprimir tejidos en 3D se pueden construir objetos complejos, como el plexo braquial, o nervios artificiales personalizados a partir de modelos diseñados, usando los datos tomográficos de los pacientes (47).

Factores de crecimiento

Recientemente se ha descrito en la literatura el efecto benéfico de usar factores de crecimiento durante la regeneración, y su estudio ha permitido ampliar el conocimiento de los factores neurotróficos involucrados en este proceso (tabla 9.1) (41). Hay informes del uso de factor de crecimiento neuronal (NGF), factor neurotrófico derivado del cerebro (BDNF), factor neurotrófico ciliar (CNTF) y factor de crecimiento similar a la insulina 1 (IGF-1), los cuales se secretan a partir de células de Schwann.

Tabla 9.1. Resumen de los factores de crecimiento que más se han informado en la literatura

Factor	Tipo de uso terapéutico	Respuesta
NGF	Membranas de gelatina, estructuras de PLGA (poly [lactic-co-glycolide] acid). No hay informes de adición directa en el sitio de lesión.	Promueve la adhesión y sobrevida de las CS. Favorece el crecimiento de las neuritas.
CNTF	Adición a matrigel y conductos biodegradables.	Aumenta la sobrevida neural postaxotomía.
FGF	Aplicación directa o asociada con componentes sintéticos, como fibras de colágeno/laminina.	Aumentan las CS en el área de lesión, promueven la neovascularización y mejoran la sobrevida y el trofismo de las neuronas lesionadas.
VEGF	1. Sobreexpresión al usar células madre o matrices de colágeno embebidas. 2. *In vivo* adicionado a autoinjertos.	1. Promueve la revascularización, aumenta la migración de CS y la regeneración neuronal. 2. Hipervascularización sin efectos benéficos sobre la regeneración.
PDGF-B	Con injertos de silicona en nervios seccionados.	Acelera la regeneración (determinada por el número de fibras) y la recuperación funcional.

Nota: factor de crecimiento neuronal (NGF), factor neurotrófico ciliar (CNTF), factor de crecimiento similar a la insulina 1 (IGF-1), factor de crecimiento de endotelio vascular (VEGF) (48), factores de crecimiento de fibroblastos (FGF), factor de crecimiento derivado de plaquetas tipo B (PDGF-B) (49).

Tratamiento farmacológico

Las posibilidades farmacológicas se dividen en las que afectan las neuronas y las que promueven su regeneración, mediante efectos indirectos por modulación de las CS. A la fecha, los estudios se han centrado particularmente en el segundo mecanismo, al intervenir la óxido-reducción o la autofagia.

El alto contenido de fosfolípidos hace al sistema nervioso especialmente vulnerable al ataque por especies reactivas del oxígeno, lo que causa daño celular y deterioro neurológico. Esto hace de la terapia antioxidante una opción terapéutica atractiva. Por otro lado, la autofagia es un proceso que se ha asociado con la mielinización de células de Schwann, pero también con la fisiopatología del dolor neuropático. Por lo tanto, los mecanismos de regulación relacionados con la autofagia en las CS se consideran un punto de intervención importante en la protección y regeneración neuronal después de la lesión del nervio periférico (50).

Ingeniería de tejidos

El desarrollo de biomateriales ha tenido especial relevancia en el campo de la regeneración nerviosa ante la posibilidad de integrar los tejidos y adicionar sustancias químicas que promuevan la regeneración. Se requieren materiales porosos, biocompatibles, biodegradables, con capacidad conductiva y resistente a las infecciones, pero además es importante el diseño y la funcionalidad, ya que la organización de las matrices celulares y extracelulares cambian sus cascadas de señalización celular de acuerdo con las condiciones mecánicas a las que se sometan. En la actualidad, se están explorando posibilidades terapéuticas sobre superficies anisotrópicas, que combinen cultivos celulares y una organización adecuada de la matriz extracelular (10,11,42), con el fin de evitar el procedimiento para la toma de un injerto autólogo.

Uso de células madre

Las células madre se han usado asociadas con biocomponentes (45); sin embargo, los mayores esfuerzos se han destinado a su uso en el reemplazo tisular, luego de lesiones con pérdida importante de tejido. En esos casos, deben obtenerse con anterioridad al procedimiento reconstructivo.

Las células mesenquimales, obtenidas a partir de médula ósea, se transdiferencian adecuadamente a neuronas y CS. Se pueden aislar con relativa facilidad, tras la expansión en cultivo, a partir de material aspirado, lo que ofrece una alternativa para el trasplante de CS. También, se ha intentado exitosamente la diferenciación de neuronas de células madre derivadas de músculo esquelético y tejido adiposo; estas últimas han demostrado una mayor capacidad de diferenciación determinada por niveles de mRNA y marcadores neuronales más altos.

La posibilidad terapéutica de usar células madre, diferenciadas o no, es probablemente uno de los campos de mayor investigación en la actualidad; aunque en el segundo caso, para su aplicación debe ampliarse el conocimiento de la influencia del microambiente local.

Estimulación eléctrica

El uso de estímulos eléctricos ha mostrado resultados alentadores al inducir adhesión, migración, proliferación y diferenciación de fibroblastos, osteoblastos y células nerviosas. Estudios clínicos en humanos evidencian una regeneración y reinervación más rápidas, evidenciadas por la cantidad de unidades motoras y estudios neuroconductivos sensoriales y motrices (41,51,52).

También, se ha intentado el uso de materiales electroactivos mezclados con conductores eléctricos que permiten el intercambio de iones en estados de óxido-reducción.

Conclusiones

Una regeneración exitosa se fundamenta en el trabajo coordinado del axón lesionado, el cuerpo celular y el microambiente. El axón lesionado necesita formar un cono de crecimiento y ensamblar correctamente el citoesqueleto para que esa estructura pueda crecer. El cuerpo celular es el responsable de la mayor parte de la síntesis de las moléculas para llevar a cabo esos procesos, y estas sustancias deben ser transportadas a lo largo del axón hasta el foco de crecimiento.

Estudios en diversos modelos animales han determinado que algunos de los pasos limitantes más importantes para lograr la regeneración del axón están relacionados con la formación del cono de crecimiento, con una transmisión correcta de la señal de lesión hacia los cuerpos celulares y con la capacidad de respuesta del cuerpo celular a la lesión.

La formación de un cono de crecimiento competente para la regeneración es, además, el resultado de la interacción entre el citoesqueleto y el microambiente que lo rodea. Varias moléculas participan en esta comunicación como proneurotrofinas, neurotrofinas, semaforinas, proteínas mediadoras de respuesta a colapsina, péptidos, enzimas, etc. Sin embargo, la forma en que interactúan entre ellas, y su relación con la consolidación y la maduración de la regeneración, son los mayores limitantes en la comprensión del proceso; en particular, la participación que tienen esas moléculas en las vías de señalización que reorientan los microtúbulos y permiten la extensión y el crecimiento del cono.

Varios modelos de lesión condicionada en neuronas sensitivas y la activación dependiente de la distancia de genes relacionados con la regeneración resaltan la importancia de la señal de lesión hacia el cuerpo neuronal para iniciar la regeneración. Si bien se ha visto que el influjo de calcio es necesario, también se sabe que no es suficiente para iniciar la regeneración, ya que se conoce un papel importante de las citocinas producidas por las CS, aunque la relación entre la interrupción del contacto CS-axón y las vías moleculares relacionadas con la inducción de estas señales continúa siendo un misterio.

Una buena estrategia regenerativa requiere la modulación combinada de mecanismos intrínsecos y extrínsecos, mediante métodos que puedan remover las influencias inhibitorias extracelulares, promover la mielinización de los axones regenerados y estimular la integración sináptica de los axones regenerados, al incluirlos en los circuitos neurales preexistentes. Comprender los mecanismos subyacentes y la identificación de moduladores intrínsecos adicionales es uno de los intereses prioritarios en investigación, pues se considera que la diferencia en la habilidad de las neuronas del SNC y el SNP para cambiar la transcripción génica, y aumentar o suprimir las señales de las vías que inician la regeneración, es uno de los mayores determinantes de la diferencia en la capacidad de regeneración de unas y de otras.

Mientras en la actualidad el manejo de elección para las lesiones grandes es el autoinjerto nervioso, se requiere el esfuerzo continuo multidisciplinario para ampliar las posibilidades de reparación y terapéutica.

Referencias

1. Pellettieri J, Sánchez Alvarado A. Cell turnover and adult tissue homeostasis: From humans to planarians. Annu. Rev. Genet. 2007;41:83-105.

2. Yiu G, Zhigang H. Glial inhibition of CNS axon regeneration. Nat. Rev. Neurosci. 2006;7(8):617-27.
3. Bradbury EJ, Mcmahon SB. Spinal cord repair strategies: why do they work? Nat. Rev. Neurosci. 2006;7(8): 644-53.
4. Papavero N, Pujol-Luz JR, Llorente-Bousquets J. Historia de la biología comparada desde el génesis hasta el siglo de las luces. Volumen VI. México: Editorial UNAM; 2001.
5. Ochs S. A history of nerve functions. From animal spirits to molecular mechanisms. New York: Cambridge University Press; 2004.
6. Eddleman CS, Bittner GD, Fishman HM. Barrier permeability at cut axonal ends progressively decreases until an ionic seal is formed. Biophys. J. 2000; 79:1883-90.
7. Spira ME, Benbassat D, Dormann A. Resealing of the proximal and distal cut ends of transected axons: electrophysiological and ultrastructural analysis. J. Neurobiol. 1993;24:300-16.
8. Spira ME, Dormann A, Ashery U, Gabso M, Gitler D, Benbassat D, et al. Use of aplysia neurons for the study of cellular alterations and the resealing of transected axons in vitro. J. Neurosci. Methods. 1996;69:91-102.
9. Sahly I, Khoutorsky A, Erez H, Prager-Khoutorsky M, Spira ME. On-line confocal imaging of the events leading to structural dedifferentiation of an axonal segment into a growth cone after axotomy. J. Comp. Neurol. 2006;494:705-20.
10. Tamariz E, Varela-Echavarría. A. The discovery of the growth cone and its influence on the study of axon guidance. Front Neuroanat. 2015;9:51.

11. Spira ME, Oren R, Dormann A, Gitler D. Critical calpain-dependent ultrastructural alterations underlie the transformation of an axonal segment into a growth cone after axotomy of cultured Aplysia neurons. J. Comp. Neurol. 2003;457:293-312.
12. Verma P, Chierzi S, Codd AM, Campbell DS, Meyer RL, Holt CE, et al. Axonal protein synthesis and degradation are necessary for efficient growth cone regeneration. J. Neurosci. 2005;25:331-42.
13. Kamber D, Erez H, Spira ME. Local calcium-dependent mechanisms determine whether a cut axonal end assembles a retarded endbulb or competent growth cone. Exp Neurol. 2009;219(1):112-25.
14. Devor M, Govrin-Lippmann R, Angelides K. Na channel immunolocalization in peripheral mammalian axons and changes following nerve injury and neuroma formation. J. Neurosci. 1993;13:1976-92.
15. Erez H, Malkinson G, Prager-Khoutorsky M, De Zeeuw CI, Hoogenraad C, Spira ME. Formation of microtubule based traps controls the sorting and concentration of vesicles to restricted sites of regenerating neurons after axotomy. J. Cell Biol. 2007;176:497-507.
16. Persson A-K, Hoeijmakers JGJ, Estacion M, Black JA, Waxman SG. Sodium channels, mitochondria, and axonal degeneration in peripheral neuropathy. Trends Molecular Medicine. 2016;22(5):377-90.
17. Cattin A-L, Lloyd AC. The multicellular complexity of peripheral nerve regeneration. Curr Opin Neurobiol. 2016:39:38-46.
18. Zhou FQ, Snider WD. Intracellular control of developmental and regenerative axon growth. Phil. Trans. R. Soc. Lond. B Biol. Sci. 2006;361:1575-92.

19. Mayor R, Etienne-Manneville S. The front and rear of collective cell migration. Nature Reviews Molecular Cell Biology. 2016;17:97-109.
20. Ghosh M, Song X, Mouneimne G, Sidani M, Lawrence DS, Condeelis JS. Cofilin promotes actin polymerization and defines the direction of cell motility. Science. 2004;304:743-6.
21. Giniger E. How do Rho family GTPases direct axon growth and guidance? A proposal relating signaling pathways to growth cone mechanics. Differentiation. 2002;70:385-96.
22. Zochodne DW. Neurobiology of peripheral nerve regeneration. New York: Cambridge University Press; 2008.
23. Alabed YZ, Pool M, Tone SO, Fournier AE. Identification of CRMP4 as a convergent regulator of axon outgrowth inhibition. J. Neurosci. 2007;27:1702-11.
24. Hashimoto D, Chow A, Noizat C, Teo P, Beasley MB, Leboeuf M, et al. Tissue resident macrophages self-maintain locally throughout adult life with minimal contribution from circulating monocytes. Immunity. 2013;38(4).
25. Zochodne DW, Cheng C, Miampamba M, Hargreaves K, Sharkey KA. Peptide accumulations in proximal endbulbs of transected axons. Brain Res. 2001; 902:40-50.
26. Hess DT, Patterson SI, Smith DS, Skene JH. Neuronal growth cone collapse and inhibition of protein fatty acylation by nitric oxide. Nature. 1993;366:562-5.
27. Zochodne DW, Misra M, Cheng C, Sun H. Inhibition of nitric oxide synthase enhances peripheral nerve regeneration in mice. Neurosci. Lett. 1997;228:71-4.

28. McDonald D, Cheng C, Chen YY, Zochodne DW. Early events of peripheral nerve regeneration. Neuron Glia Biol. 2006;2:139-47.
29. Klein D, Martini R. Myelin and macrophages in the PNS: An intimate relationship in trauma and disease. Brain Res. 2015;11:033 Special Issue: Myelin Evolution.
30. Namgung U. The role of Schwann cell-axon interaction in peripheral nerve regeneration. Cells Tissues Organs. 2014;200(1):6-12.
31. Esper RM, Loeb JA. Rapid axoglial signaling mediated by neuregulin and neurotrophic factors. J. Neurosci. 2004;24:6218-27.
32. De Luca AC, Lacour SP, Raffoul W, Di Summa PG. Extracellular matrix components in peripheral nerve repair: how to affect neural cellular response and nerve regeneration? Neural Regen Res. 2014;9(22):1943-8.
33. DeFrancesco-Lisowitz A, Lindborg JA, Niemi JP, Zigmond RE. The neuroimmunology of degeneration and regeneration in the peripheral nervous system. Neuroscience. 2015;302:174-203.
34. Liu K, Tedeschi A, Kyungsuk-Park K, He Z. Neuronal intrinsic mechanisms of axon regeneration. Annu. Rev. Neurosci. 2011;34:131-52.
35. Lyer NA, Bellon A, Baudet ML. MicroRNAs in axon guidance. Front Cell Neurosci. 2014;8:78.
36. Isaacs J. Major peripheral nerve injuries. Hand Clin. 2013;29:371-82.
37. Seddon HJ, Medawar B, Smith H. Rate of regeneration of peripheral nerves in man. J. Physiol. 1943;102: 191-215.

38. Witzel C, Rohde C, Brushart TM. Pathway sampling by regenerating peripheral axons. J. Comp. Neurol. 2005; 485:183-90.
39. Sunderland S. Nerves and nerve injuries, 2nd ed. Sunderland: Churchill Livingstone Edinburgh; 1978.
40. Houschyar KS, Momeni A, Pyles MN, Cha JY, Maan ZN, Duscher D, Jew OS, Siemers F, van Schoonhoven J. The role of current techniques and concepts in peripheral nerve repair. Plast Surg Int. 2016:4175293.
41. Alsina FC, Ledda F, Paratcha G. New insights into the control of neurotrophic growth factor receptor signaling: implications for nervous system development and repair. J Neurochem. 2012;123(5):652-61.
42. Lietz M, Dreesmann L, Hoss M, Oberhoffner S, Schlosshauer B Neuro tissue engineering of glial nerve guides and the impact of different cell types. Biomaterials. 2006;27(8):1425-36.
43. Bozkurt A, Deumens R, Beckmann C, et al. In vitro cell alignment obtained with a Schwann cell enriched microstructured nerve guide with longitudinal guidance channels. Biomaterials. 2009;30(2):169-79.
44. Choi Y, Noh H. Peripheral nerve regeneration monitoring using multilayer microchannel scaffolds. Neural Regen Res. 2016;11(3):422-3.
45. Zhang H, Luo Z, Zhang, et al. A nerve graft constructed with xenogeneic acellular nerve matrix and autologous adipose derived mesenchymal stem cells. Biomaterials. 2010;31(20):5312-24.
46. Wu R, Wang L, Chen F, Huang Y, Shi J, Zhu X, Ding Y, Zhang X. Evaluation of artificial nerve conduit and autografts in peripheral nerve repair in the rat model of sciatic nerve injury. Neurol Res. 2016;38(5):461-6.

47. Li J, Chen Z-G. Repair of long-segment peripheral nerve defects. Neural Regen Res. 2015;10(11):1777-98.
48. Hsu SH, Su CH, Chiu IM. A novel approach to align adult neural stem cells on micropatterned conduits for peripheral nerve regeneration: a feasibility study. Artificial Organs. 2009;33(1):26-35.
49. Golzadeh A, Mohammadi R. Effect of local administration of platelet-derived growth factor B on functional recovery of peripheral nerve regeneration: A sciatic nerve transection model. Dent Res J (Isfahan). 2016;13(3):225-32.
50. Mian J, Xiang L.Drug control of Schwann cells during peripheral nerve repair. Neural Regen Res. 2015;10(11):1777-98.
51. Ding J, Xu W. Synergism of electroactive polymeric materials and electrical stimulation promotes peripheral nerve repair. Neural Regen Res. 2015;10(11):1777-98.
52. Asensio-Pinilla E, Udina E, Jaramillo J, Navarro X. Electrical stimulation combined with exercise increase axonal regeneration after peripheral nerve injury. Exp Neurol. 2009;219(1):258-65.

Este libro fue compuesto en caracteres Minion Pro 12 puntos, impreso sobre propal de 70 gr y encuadernado con método *Hot Melt*, en enero de 2017, en Bogotá D. C., Colombia
Xpress. Estudio Gráfico y Digital S. A.

Made in the USA
Monee, IL
07 July 2022

99255981R00125